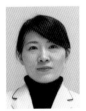

小橋 美那
（こばし みな）

2013年	産業医科大学卒業
2015年	一般財団法人 淳風会
2019年	岡山大学大学院修了
	同大学病院皮膚科
2020年	一般財団法人 淳風会
2022年	岡山大学病院皮膚科, 客員研究員

葉山 惟大
（はやま これまさ）

2004年	日本大学卒業
	同大学医学部付属板橋病院, 研修医
2006年	同病院研修修了
	同病院皮膚科, 専修医
2008年	同大学大学院医学研究科内科系皮膚科学入学
2012年	同大学大学院卒業, 医学博士
	同大学皮膚科, 助手
2014年	同, 助教/病棟医長

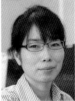

山口さやか
（やまぐち さやか）

2004年	琉球大学卒業
2006年	中部徳洲会病院初期研修修了
2006～08年	開西病院皮膚科
2008年	琉球大学皮膚科入局
2010年	国立療養所沖縄愛楽園, 常勤医師
2012年	琉球大学皮膚科
2017年	同, 講師

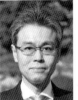

大日 輝記
（だいにち てるき）

1996年	徳島大学卒業
1999年	日本学術振興会特別研究員（病理系, DC2）
2001年	徳島大学大学院修了, 医学博士（寄生虫学）
2001年	九州大学医学部附属病院皮膚科, 医員
2007年	久留米大学皮膚科, 講師
2009年	コロンビア大学微生物学免疫学講座, 博士研究員
2013年	京都大学大学院医学研究科皮膚科学, 講師
2019年	同, 准教授
2020年	香川大学皮膚科学, 教授

福盛 達也
（ふくもり たつや）

2011年	奈良県立医科大学卒業
	ベルランド総合病院臨床研修室
2012年	奈良県立医科大学附属病院臨床研修センター
2013年	同病院感染症センター入局
2014年	JCHO 星ヶ丘医療センター感染防御内科
2017年	八尾市立病院感染制御内科
2019年	奈良県立医科大学感染症センター, 助教

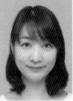

山口 麻里
（やまぐち まり）

2011年	山口大学卒業
	岡山大学皮膚科学講座入局
2015年	岡山赤十字病院皮膚科
2019年	岡山大学大学院医歯薬学総合研究科, 課程修了（医学博士）
2020年	岡山赤十字病院, 医長

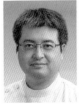

玉城善史郎
（たまき ぜんしろう）

2003年	東京大学卒業
	同大学医学部附属病院皮膚科・皮膚光線レーザー科, 研修医
2005年	東京大学大学院医学系研究科博士課程
2009年	同大学医学部附属病院皮膚科・皮膚光線レーザー科, 助教
2011年	米国ノースウェスタン大学リウマチ科, Post-doctral fellow
2013年	東京大学医学部附属病院皮膚科・皮膚光線レーザー科, 助教
	同, 特任講師
2015年	埼玉県立小児医療センター皮膚科, 医長
2018年	同, 副部長

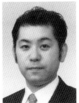

盛山 吉弘
（もりやま よしひろ）

1999年	東京医科歯科大学卒業
	同大学皮膚科入局
2000年	土浦協同病院皮膚科
2002年	東京医科歯科大学皮膚科
2005年	横浜市立みなと赤十字病院皮膚科
2007年	土浦協同病院皮膚科, 部長

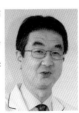

山崎 修
（やまさき おさむ）

1993年	島根大学卒業
1993年	岡山大学医学部附属病院皮膚科, 医員
1995年	呉共済病院皮膚科
1996年	社会保険広島市民病院皮膚科
1997～2007年	岡山大学医学部附属病院, 医員/助手
2003～04年	仏国リヨン大学細菌学教室
2007年	岡山赤十字病院皮膚科
2008年	国立病院機構岡山医療センター皮膚科, 医長
2009年	岡山大学医学部附属病院皮膚科, 講師
2015年	同大学大学院医歯薬学総合研究科皮膚科学分野, 講師
2017年	同大学病院メラノーマセンター, センター長
2018年	同大学大学院医歯薬学総合研究科皮膚科学分野, 准教授
2022年	島根大学皮膚科, 教授

INDEX
Monthly Book *Derma.* No. 325／2022.8 ◆目次

Monthly Book **Derma.**

編集企画にあたって…

　医学は感染症の対策や治療の探求により発展してきたことを，今新型コロナウイルス感染症 (COVID-19) の流行により再認識されています．本邦のような先進国では抗菌薬の普及や予防接種の義務化，公衆衛生の改善などによって感染症を過去の脅威とみなす風潮もみられますが，耐性菌の拡大やグローバル化による新興感染症の出現など，その時代により対応が迫られます．世界的に耐性菌は増加しており，2016 年に発表された AMR 対策アクションプランにおいて，主要な微生物の薬剤耐性率と抗菌薬の使用率の目標値が掲げられています．総論として，薬剤耐性を考慮した正しい抗菌薬の使い方の重要なポイントを概説していただきました．

　皮膚感染症は一般細菌感染症から稀少な疾患まで多岐におよびます．流行状況により，経験的治療をアップデートしておく必要があります．一般細菌感染症では，黄色ブドウ球菌と化膿レンサ球菌によるものが多いですが，その他にも様々な細菌が起炎菌となります．本号では伝染性膿痂疹，毛包性膿皮症，壊死性皮膚軟部組織感染症の治療について概説いただきました．梅毒は地域性はあるものの 2013 年頃より急増しており，HIV 感染に合併する場合もあります．自動化法による梅毒血清反応の特徴を理解し，ペニシリン系抗菌薬を中心とした治療戦略と合併症の対応をしていかなければなりません．非結核性抗酸菌も増加傾向で，菌種別に特徴があり，まずは疑う皮膚科医の目が重要です．耐性菌予防の観点からも多剤併用が必要です．

　一方で，非感染症皮膚疾患にも補助的治療として抗菌薬を使用してきました．抗菌薬の抗炎症作用などを中心に，臨床の現場で見い出されたものです．このような領域にも免疫抑制剤，生物学製剤，ガンマグロブリン大量療法，リツキシマブなどの治療オプションが続々と登場し，抗菌薬の位置づけも変化してきています．耐性菌予防の観点から漫然と抗菌薬を続けるのではなく，その治療効果を評価しながら使用することが大切です．痤瘡の抗菌薬の使い方は象徴的です．本邦ではテトラサイクリンやマクロライド系の抗菌薬治療が主体でしたが，アダパレンや過酸化ベンゾイルなどの抗菌薬に代替となる有効な治療が登場し，抗菌薬使用の削減に向かいつつあります．さらに化膿性汗腺炎は慢性膿皮症の範疇として感染症としての治療が主体でしたが，慢性・炎症性・再発性・消耗性の皮膚毛包性疾患として抗 TNFα 製剤をはじめ生物学的製剤や外科的切除の組み合わせ集学的治療が推奨されています．

　我々皮膚科医には適切な臨床診断に応じた効率のよい経験的な治療選択と，非感染症皮膚疾患の新規治療を理解した正しい抗菌薬の使い方が求められています．この特集が，抗菌薬使用の意識改革になれば幸いです．

　最後になりますが，ご多忙のところ，ご執筆いただいた先生方に深謝いたします．

2022 年 6 月

山﨑　修

KEY WORDS INDEX

まずはここから！皮膚科における抗菌薬の正しい使い方

◆編集企画／島根大学教授　山﨑　修　　◆編集主幹／照井　正　　大山　学

足爪治療マスターBOOK

好評

足爪治療マスターBOOK

Step by Step で手技がわかる!

全日本病院出版会

編集
高山かおる　埼玉県済生会川口総合病院皮膚科 主任部長
齋藤　昌孝　慶應義塾大学医学部皮膚科 専任講師
山口　健一　爪と皮膚の診療所 形成外科・皮膚科 院長

2020 年 12 月発行　B5 判　オールカラー
232 頁　定価 6,600 円（本体 6,000 円＋税）

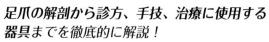

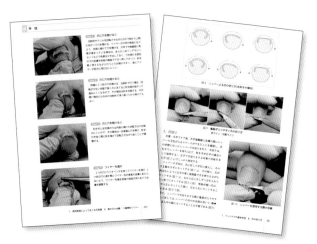

足爪の解剖から診方、手技、治療に使用する器具までを徹底的に解説！

種類の多い巻き爪・陥入爪治療の手技は、巻き爪：8 手技、陥入爪：7 手技を Step by Step のコマ送り形式で詳細に解説しました。

3 名の編者が語り尽くした足爪座談会と、「肥厚爪の削り方」の手技の解説動画も収録！

初学者・熟練者問わず、医師、看護師、介護職、セラピスト、ネイリストなど、フットケアにかかわるすべての方に役立つ 1 冊です！

全日本病院出版会
〒113-0033 東京都文京区本郷 3-16-4　Tel：03-5689-5989
www.zenniti.com　　　　　　　　　　　　Fax：03-5689-8030

MB Derma, 325：1-8, 2022.

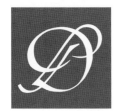

◆特集／まずはここから！皮膚科における抗菌薬の正しい使い方

I. 総 論
抗菌薬の正しい使い方

福盛達也*　笠原　敬**

Key words：抗菌薬(antibiotics)，抗菌薬適正使用(antimicrobial stewardship)，経験的治療(empiric therapy)，標的治療(target therapy)，皮膚軟部組織感染症(skin and soft tissue infections)

Abstract　抗菌薬は正しく使用することで感染症の予後を改善するが，誤用や乱用などの不適正使用により薬剤耐性，副作用を生じる可能性がある．抗菌薬を使用する際には感染臓器，原因微生物について十分に評価したうえで経験的治療を行い，培養結果や治療反応を確認し標的治療へ変更する．想定される起因菌が薬剤耐性傾向である場合や，重症である場合には経験的治療を広域な抗菌薬で開始し，軽症である場合には耐性菌の発生を防ぐために，なるべく狭域の抗菌薬で経験的治療を行う治療戦略が求められる．

はじめに

　抗菌薬は感染症の治癒，患者予後の改善に大きく寄与し，現代の医療において不可欠なものとなった．しかし，抗菌薬の誤用，乱用，新たな抗菌薬開発の減少などから薬剤耐性菌および薬剤耐性菌感染症の増加が国際的にも大きな課題となっている．日本における抗菌薬不適正使用の頻度・割合は不明確であるが，米国では処方された抗菌薬の少なくとも30%は不適正使用であることが示されており[1]，日本においても一定の不適正使用が存在することが推測される．抗菌薬を正しく使うことは薬剤耐性に対する最も効果的な対策の1つであると同時に，治療効果の担保や有害事象の回避のためにも重要である．本稿では抗菌薬を正しく使用するにあたり重要な点を解説する．

抗菌薬投与の前に

　患者に発熱や白血球，CRP上昇などの感染症を疑う症状や検査値異常がみられた場合，それが本当に感染症によるものかどうか考える必要がある．自己免疫疾患，悪性腫瘍，偽痛風，深部静脈血栓症，薬剤熱などが鑑別として挙げられる．問診，身体診察のうえで感染症がより疑わしい場合には，さらに抗菌薬が有効な病原体かどうかを検討する．

　抗菌薬はウイルスや真菌には無効であるため，原因微生物の推定が不可欠である．例えば，急性気道感染症のうち，感冒，軽症の鼻副鼻腔炎，A群溶連菌の検出されていない急性咽頭炎や急性気管支炎の多くはウイルス性であり，抗菌薬投与は有効性より副作用のリスクが上回り推奨されない[2]．

　上記のように感染部位により頻度の高い原因微生物がある程度決まっているため，感染症を疑った場合にはまず感染臓器の推定が重要である．感染臓器，年齢，基礎疾患，感染成立の場所(院内，介護施設，市中，渡航先など)，デバイスの有無などから原因微生物を推定することが可能である．感染臓器と主な原因微生物については表1に示す．

　感染臓器と原因微生物の推定を行ったうえで有効性が期待できる抗菌薬を選択する．抗菌薬の投与前には可能な限り感染臓器の局所の培養検査と，必要に応じて血液培養2セットの提出を行う．

----

* Tatsuya FUKUMORI，〒634-8521 橿原市四条町840　奈良県立医科大学感染症センター，助教
** Kei KASAHARA，同，教授

表 1. 感染症と想定される主な原因菌

疾患名	主な原因菌
髄膜炎 　新生児 　乳児〜小児 　成人 　50 歳以上	 *Streptococcus agalactiae*（GBS：Group B Streptococcus），大腸菌，リステリア 肺炎球菌，インフルエンザ菌 肺炎球菌，髄膜炎菌 肺炎球菌，リステリア
副鼻腔炎	肺炎球菌，インフルエンザ菌
咽頭炎	*Streptococcus pyogenes*
肺炎	肺炎球菌，インフルエンザ菌，マイコプラズマ，レジオネラ
人工呼吸器関連肺炎	肺炎球菌，インフルエンザ菌，黄色ブドウ球菌，緑膿菌，腸内細菌科細菌
感染性心内膜炎	黄色ブドウ球菌，緑色連鎖球菌，腸球菌
カテーテル関連血流感染症	黄色ブドウ球菌，コアグラーゼ陰性ブドウ球菌群，カンジダ属，腸内細菌科細菌，腸球菌
腹腔内感染症	腸内細菌科細菌，嫌気性菌
膀胱炎	大腸菌，*Staphylococcus saprophyticus*
腎盂腎炎	腸内細菌科細菌
カテーテル関連尿路感染症	腸内細菌科細菌，腸球菌，黄色ブドウ球菌，緑膿菌
蜂窩織炎	溶血性連鎖球菌，黄色ブドウ球菌
壊死性筋膜炎	*Streptococcus pyogenes*，黄色ブドウ球菌，*Clostridium perfringens*，*Vibrio vulnificus*，*Aeromonas hydrophila*
化膿性関節炎	黄色ブドウ球菌，溶血性連鎖球菌

抗菌薬の選択，経験的治療と標的治療

　感染臓器と原因菌を推定し，可能性のある原因菌をカバーできるように抗菌薬を選択する治療法を経験的治療と呼び，原因菌や薬剤感受性が判明した後に抗菌薬を選択する治療法を標的治療と呼ぶ．経験的治療の方法としては，広域抗菌薬で治療を開始し，原因菌や薬剤感受性結果判明後に標的治療として広域抗菌薬から狭域抗菌薬へ変更（de-escalation）する方法と，狭域抗菌薬で経験的治療を開始し，必要な場合に広域抗菌薬に変更（escalation）する方法との2通りがある．前者は初期治療が外れた場合のリスクが高い重症例に適しており，後者は軽症例や培養検査で原因菌を特定しにくい場合に適している．例えば，蜂窩織炎や痰の喀出できない肺炎では局所検体が採取できず血液培養の陽性率も低いため，初期から広域抗菌薬で治療を開始してしまうと起因菌が特定できずde-escalation に苦慮することが多いが，初期治療において狭域抗菌薬で開始し，治療効果がみられている場合には広域抗菌薬を使用せず，耐性菌の

発生リスクを抑えて治療を完遂することが可能である．

　いずれの治療法においても幅広い細菌に対して有効であり，安全性も高いβラクタム系抗菌薬（以下，βL）が使用可能かまず考えるとよい．想定される起因菌に対して無効である場合や，アレルギーや副作用で使用できない場合に別の系統の薬剤を考慮する．

　抗菌薬を選択するにあたり臓器移行性を考慮する必要がある．最も注意が必要なのは中枢神経系である．βL では第1，2世代のセフェム系抗菌薬などは中枢移行が悪く治療に使用できないが，その他のβL は高用量投与であれば治療が可能である．骨や前立腺についてもβL の移行性はよいとはいえないが十分量の投薬がなされていれば治療は可能である．

抗菌薬の投与経路，投与方法，投与量

　全身投与の際の主な投与経路としては経口投与と経静脈投与がある．比較的軽症である場合には経口投与が選択されることがあるが，その際には

表 2. バイオアベイラビリティ

経口抗菌薬	バイオアベイラビリティ
アモキシシリン	90
セファレキシン(第1世代セフェム)	90
セフジトレン(第3世代セフェム)	16
セフジニル(第3世代セフェム)	25
レボフロキサシン	99
メトロニダゾール	90
スルファメトキサゾール・トリメトプリム(ST合剤)	98
クリンダマイシン	90
ミノサイクリン	90

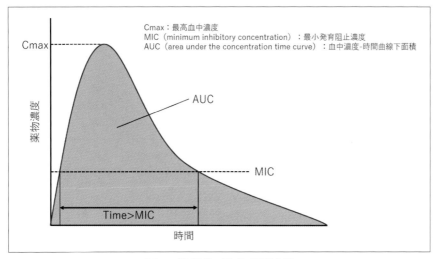

Cmax:最高血中濃度
MIC（minimum inhibitory concentration）:最小発育阻止濃度
AUC（area under the concentration time curve）:血中濃度-時間曲線下面積

図 1. 抗菌薬の濃度-時間曲線

表 3. 治療効果に相関する PK/PD パラメータと抗菌薬

抗菌効果	効果に相関する パラメータ	抗菌薬
濃度依存性	Cmax/MIC	キノロン系, アミノグリコシド系
時間依存性	Time＞MIC	βラクタム系
時間依存性	AUC/MIC	マクロライド系, バンコマイシン, テトラサイクリン系

バイオアベイラビリティ(生物学的利用率:以下, BA)を考慮する必要がある(表2). βL の BA はペニシリン系や第1世代セフェム系抗菌薬では高いが, 第3世代セフェム系抗菌薬は非常に低く, 経口第3世代セフェム系抗菌薬を積極的に使用すべき状況はあまりない. βL 以外の抗菌薬についてはおおむね BA は高い.

投与方法, 投与量については PK/PD(薬物動態 pharmacokinetics:PK, 薬力学 pharmacodynamics:PD)を踏まえ, JAID/JSC 感染症治療ガイドやサンフォード感染症治療ガイドなどのマニュア

ルを参照し決定する. 腎排泄の薬剤では腎機能障害の程度により用量調節を行う. 肝代謝の薬剤の肝不全の際の投与量は定まっておらず, 慎重に投与するか投与を避ける. 図1, 表3に示すように抗菌薬により治療効果に相関するパラメータは異なっており, βL は1日複数回, 均等な間隔での投与が望ましいが, キノロン系抗菌薬は1回投与量を多くするほうがよい. また, バンコマイシンなどのグリコペプチド系やアミノグリコシド系抗菌薬では効果, 安全性を担保するために血中濃度を測定し, therapeutic drug monitoring(TDM)を行

表 4. 感染症ごとの治療期間の目安

感染症	原因微生物	治療期間
髄膜炎	肺炎球菌	10 日間
	髄膜炎菌	7 日間
	リステリア	21 日間
肺炎	肺炎球菌	5〜7 日間
	ブドウ球菌，緑膿菌	14〜21 日間
菌血症	コアグラーゼ陰性ブドウ球菌群	5〜7 日間
	黄色ブドウ球菌	14〜28 日間
	グラム陰性桿菌	7〜14 日
	カンジダ属	培養陰性から 14 日間
感染性心内膜炎		4〜6 週間
腸炎		10〜14 日間
膀胱炎		3 日間
急性腎盂腎炎		7〜14 日間
急性前立腺炎		14〜21 日間
蜂窩織炎		局所所見が改善するまで
化膿性関節炎		4 週間

い投与量を調整する必要がある.

培養結果の解釈

細菌培養で検出された菌はすべてが起因菌とは限らない. 喀痰培養や尿培養，創部のスワブ培養などでは定着菌を検出しやすく，解剖学的，臨床的に想定される起因菌として矛盾しないかどうか判断を要する. グラム染色像が確認可能な場合にはグラム染色での菌量の多寡や貪食像の有無も参考にするとよい. また，血液は無菌検体であるが，培養採取の手技によるコンタミネーションを起こすことがあり，陽性本数，菌種によっては真の起因菌と判断されないこともある. 血液培養がコンタミネーションかどうかの判断に迷う場合には再検を行うとよい.

逆に嫌気性菌などは培養で検出されにくいことがあり，腹腔内感染症など嫌気性菌の関与が想定される感染部位の場合には治療対象とするほうがよいこともある. また，培養採取時点で既に抗菌薬が投与されてしまっている場合，起因菌が検出できないことがある.

治療効果の評価と適切な治療期間

治療効果は体温，血圧，脈拍数，呼吸数，意識などのバイタルサインや自覚症状，身体所見などの臨床所見と，白血球数，CRP，画像所見などの検査所見とを合わせ総合的に評価する. 黄色ブドウ球菌，カンジダ属など一部の菌による菌血症では，血液培養の陰性化を確認する必要があり，血液培養の再検結果も治療効果の指標となる.

治療期間は感染症と原因微生物によってある程度定まっている. 大まかな目安は表4に示す. CRP の数値は治療期間を決定する指標にはならないことに注意する.

治療がうまくいかない場合

抗菌薬投与後も臨床所見，検査所見が改善しない場合，すぐに抗菌薬の変更を考えるのではなく，原因の鑑別をしっかり行う必要がある. 考えなければならない原因は以下のようなものが挙げられる. ① 抗菌薬の用法・用量の誤り：PK/PD に沿った投与設計がされていない，あるいは投与量が不足している場合，抗菌薬の選択は正しくとも治療効果が得られないことがある. ② 感染巣のコントロール不良：膿瘍形成，管腔臓器の閉塞がないか画像検索を行い，血管内カテーテルや人工関節などの異物が感染巣に残存していないか確認する. デブリードマン，ドレナージ，異物の抜去

表 5. 皮膚軟部組織感染症の起因菌と治療方針

病　名	起因菌	治療方針
よう・せつ 皮下膿瘍	黄色ブドウ球菌	切開排膿±CEX 内服
蜂巣炎	溶血性連鎖球菌, 黄色ブドウ球菌	軽症：CEX 内服 中等症〜重症：CEZ 点滴
丹　毒	A 群溶連菌, 黄色ブドウ球菌	軽症：CEX 内服 中等症〜重症：CEZ 点滴
伝染性膿痂疹	黄色ブドウ球菌	FA 外用 広範囲やアトピー性皮膚炎の場合：CEX 内服
壊死性筋膜炎	Type 1 グラム陽性球菌, グラム陰性桿菌, 嫌気性菌など多菌種による混合感染 Type 2 A 群溶連菌, *Clostridium perfringens*	Type 1 PIPC/TAZ or MEPM±VCM 静注 Type 2 PCG＋CLDM 静注
糖尿病性足壊疽	黄色ブドウ球菌, 連鎖球菌, 腸内細 菌, 嫌気性菌, 腸球菌, 緑膿菌など	表層で軽症：CEX 内服, CEZ 静注 深部で軽症：ABPC/SBT 静注 重症：PIPC/TAZ or MEPM±VCM 静注

CEX：セファレキシン, CEZ：セファゾリン, FA：フシジン酸, PIPC/TAZ：ピペラシリン・タゾバクタム, MEPM：メロペネム, PCG：ペニシリン G, CLDM：クリンダマイシン, ABPC/SBT：アンピシリン・スルバクタム, VCM：バンコマイシン

を可能な範囲で最大限行うことが求められる. ③ 他の感染症を併発している：肺炎, 尿路感染症, カテーテル関連血流感染症は入院患者の感染症の原因として多く, 他の感染症の治療中に併発する可能性がある. また, 下痢をしている場合には *Clostridioides difficile* infection（CDI）の可能性も考える必要がある. ④ 感染症以外の疾患による発熱, 炎症反応上昇：入院患者では偽痛風, 深部静脈血栓症による発熱や炎症反応上昇の頻度は低くない, ⑤ 薬剤熱：原因薬剤の投与後 1 週間程度で生じることが多く, 発熱や炎症反応上昇の割に全身状態が良好であることが多い, ⑥ 抗菌薬のスペクトラムが外れている：使用している抗菌薬に対し耐性のある菌が起因菌である, もしくは菌交代し, 耐性のある菌が起因菌となっている. これらについて検討した結果, 抗菌薬を変更する場合には局所の培養検査および必要に応じて血液培養 2 セットの再検を行い, 結果判明後に de-escalation を再検討する.

皮膚軟部組織感染症のマネジメントについて

膿を伴う感染症については可能な限り切開, 排膿を行う. 抗菌薬の全身投与を行う場合や, 抗菌薬による治療反応が乏しい場合には感染部位の培養を提出する. 壊死性筋膜炎や糖尿病性足壊疽, 褥瘡感染についても可能な限りデブリードマンを行うことが重要である. 皮膚軟部組織感染症において表層のスワブ培養は多くの定着菌を検出してしまうため, 結果の解釈に注意が必要である. IDSA（Infectious Diseases Society of America：米国感染症学会）と ASM（American Society for Microbiology：米国微生物学会）のガイドライン[3]では表層のスワブ培養ではなく, デブリードマン後の深部の生検検体の培養を推奨している.

皮膚軟部組織感染症に対しての大まかな治療方針は表 5 に示す通りである. 抗菌薬の使い方について外用, 内服, 静注, 抗 MRSA 薬に分けて解説する.

1. 外　用

IDSA のガイドライン[4]では伝染性膿痂疹に対してムピロシンおよびレタパムリンが推奨されている. しかし, ムピロシンは 2022 年 4 月の本稿執筆時点で保険適用は Methicillin-Resistant *Staphylococcus aureus*（以下, MRSA）の除菌目的での鼻腔内の塗布のみであり, レタパムリンは本邦で未発売である. Cochrane のシステマティックレ

ビューとメタ解析の結果[5]ではムピロシン，レタパムリンに加えてフシジン酸が選択肢として挙げられている．同報告によるとフシジン酸はプラセボと比較し治癒率が有意に高く，ムピロシンやレタパムリンと同等の治療効果とされている．

2．内服

軽症の皮膚軟部組織感染症では外来での内服抗菌薬による治療が可能である．浅層皮膚軟部組織感染症の起因菌はおおむね連鎖球菌や黄色ブドウ球菌などのグラム陽性球菌が中心であるため，第1世代のセフェム系が抗菌スペクトラムとしては最も適している．内服の場合はセファレキシン（以下，CEX）250 mg 6〜8 錠/日，分3もしくは分4，βL アレルギーがある場合にはクリンダマイシン（以下，CLDM）150 mg 12 cap/日，分3を選択する．第3世代セフェム系の内服は前述のように BA が低く，抗菌スペクトラムもグラム陰性菌寄りであり，グラム陽性球菌に対しての抗菌活性が高くないこと，薬剤耐性菌を増やす懸念があることから選択すべきではない．スルファメトキサゾール・トリメトプリム（以下，ST），ミノサイクリン（以下，MINO），フルオロキノロン系抗菌薬の内服は BA が高いが，第1世代セフェム系と比較し広域であり，後述する MRSA を起因菌として疑う場合以外には使用を避ける．

動物咬傷による感染の場合には通常の外傷による創部感染の起因菌である黄色ブドウ球菌や連鎖球菌などに加え，*Pasteurella multocida* や *Capnocytophaga* sp. などのグラム陰性桿菌，嫌気性菌のカバーが必要である．アモキシシリン・クラブラン酸 250 mg 3 錠/日，分3にアモキシシリン量の不足を補う目的でアモキシシリン 250 mg 3 錠/日，分3を追加する．βL アレルギーの場合には黄色ブドウ球菌や連鎖球菌，嫌気性菌，*Capnocytophaga* sp. をカバーする CLDM 150 mg 12 cap/日，分3に加え *Pasteurella multocida* をカバーするためレボフロキサシン（以下，LVFX）500 mg/日，分1を選択する．治療期間は7〜14日間程度で，予防的に使用する場合には3〜5日程度である．

3．静注

蜂巣炎や丹毒，皮下膿瘍に対しては連鎖球菌，黄色ブドウ球菌を治療対象とし，セファゾリン（以下，CEZ）2 g 8 時間ごと（1日量6 g）を選択する．動物咬傷ではアンピシリン・スルバクタム（以下，ABPC/SBT）3 g 6 時間ごと（1日量12 g）を選択する．

糖尿病性足壊疽ではさらに緑膿菌，腸内細菌科グラム陰性桿菌，嫌気性菌，腸球菌なども起因菌となることがある．軽症で病変が表層の場合についてはCEZ 2 g 8 時間ごと（1日量6 g），深部に感染が及ぶ場合や中等症以上の場合には ABPC/SBT 3 g 6 時間ごと（1日量12 g）を使用する．緑膿菌については水への頻回曝露などの同菌による感染リスクの高い症例以外では経験的治療におけるカバーは不要である[6]．ただし，ショック状態など重篤な場合では緑膿菌や MRSA をカバーするようメロペネム（以下，MEPM）1 g 8 時間ごと（1日量3 g）やピペラシリン・タゾバクタム（以下，PIPC/TAZ）4.5 g 6 時間ごと（1日量18 g）に加えてバンコマイシン（以下，VCM）の併用を考慮する．

壊死性筋膜炎は健常者で原因菌として A 群溶連菌や *Clostridium* 属を疑う場合にはペニシリン G 400 万単位4時間ごと（1日量2,400万単位）に加えて CLDM 600 mg 8 時間毎（1日量1,800 mg）の静注を，糖尿病や動脈硬化性疾患など何らかの基礎疾患を有する場合には血液培養，組織培養の結果判明までは MEPM 1 g 8 時間ごと（1日量3 g）や PIPC/TAZ 4.5 g 6 時間ごと（1日量18 g）に加えて CLDM 600 mg 8 時間ごと（1日量1,800 mg）の静注を併用する．この場合の CLDM は A 群溶連菌や黄色ブドウ球菌の産生する毒素産生を抑制するために使用する．MRSA を保菌しているなど，起因菌が MRSA である可能性を考える場合には VCM の併用を検討する．培養で起因菌が特定された場合には起因菌に応じて de-escalation を行う．

表 6. 抗 MRSA 薬とその特徴

薬品名	特　徴
バンコマイシン (VCM)	・使用経験が豊富で多くの疾患に対して第一選択 ・トラフ値が上昇すると腎機能障害を生じやすい ・血中濃度を測定し TDM が必要
テイコプラニン (TEIC)	・バンコマイシンと同系統のグリコペプチド系 ・バンコマイシンより腎機能障害が少なく，肝機能障害が多い ・血中濃度を測定し TDM が必要
ダプトマイシン (DAP)	・肺のサーファクタントで失活するため肺炎に使えない ・腎機能低下例では投与間隔の延長が必要 ・CK 上昇，横紋筋融解症を起こすことがあり CK の定期測定が必要
リネゾリド (LZD)	・経口薬がある ・副作用として血小板減少，視神経障害(4 週間以上)などがある
テジゾリド (TZD)	・リネゾリドと同系統のオキサゾリジノン系 ・経口薬がある ・リネゾリドより血小板減少が少ない ・使用経験が少ない

表 7. MRSA に対して効果が期待できる抗菌薬(抗 MRSA 薬を除く)

薬品名	特　徴
スルファメトキサゾール・ トリメトプリム (ST)	・使用経験が多い ・錠剤が大きい
ミノサイクリン (MINO)	・腎機能による用量調節不要 ・8 歳未満の小児には歯牙の着色が起こる ・Mg，Fe，Ca など金属イオンにキレートされ吸収率が下がるため同時内服を避ける
クリンダマイシン (CLDM)	・腎機能による用量調節不要 ・マクロライド耐性の場合，誘導耐性をもつことがある
レボフロキサシン (LVFX)	・小児への投与は禁忌 ・Mg，Fe，Ca など金属イオンにキレートされ吸収率が下がるため同時内服を避ける

4．抗 MRSA 薬，MRSA に対して効果の期待できる内服薬

初期治療で MRSA をカバーしなければならない状況はショック状態など重篤な場合に限られる．通常の蜂窩織炎に対して CEX に ST を併用しても CEX 単独と比較し治療効果は変わらなかったという報告[7]があり，ルーチンでのカバーは不要である．初期治療に反応せず，MRSA の関与が強く疑われる場合や，深部から採取した培養検体から MRSA が検出された場合においては MRSA のカバーを検討する．

抗 MRSA 薬の静注薬とその特徴を表 6 に示す．第 1 選択薬は基本的に VCM と考えて差し支えない．アレルギーや副作用により使用できない場合にはダプトマイシン(以下，DAP)やリネゾリド(以下，LZD)，テイコプラニン(以下，TEIC)の使用を検討する．

内服で MRSA に対して効果が期待できる抗菌薬とその特徴を表 7 に示す．薬剤感受性からは ST や MINO が比較的保たれており，海外を含んだ使用経験は ST が最も多い．CLDM や LVFX は耐性であることもしばしばあり，薬剤感受性が確認できた場合に使用可能である．マクロライド耐性の CLDM は，薬剤感受性試験結果で感性であっても治療中に耐性化する誘導耐性をもつことがあるため注意が必要である．誘導耐性の検出を行ったうえで感性であれば使用は可能なので，マクロライド耐性，CLDM 感性の場合には誘導耐性の検出を行ったかどうかについて確認が必要である．LVFX は特にスペクトラムが広域であるため他剤

が使用できない場合に使用を検討する.

終わりに

　重症患者に対しては抗菌薬を外さないことが重要になる一方で，軽症患者には耐性菌の発生を防ぐために不必要に広域になり過ぎない処方が求められる．抗菌薬を正しく使うためには感染臓器と原因微生物をしっかり推定し，治療中にも使用している抗菌薬が適正かどうか培養結果や治療反応を元に常に検討することが重要である．特に，皮膚科領域の感染症においては局所の培養採取が困難で起因菌が特定できないことも多いため，原因微生物の推定とそれに基づいた初期治療の選択が重要になると考えられる.

文　献

1) McGowan JE Jr, Bratton L, Klein JO, et al：Bacteremia in febrile children seen in a "walk in" pediatric clinic. *N Engl J Med*, **288**(25)：1309-1312, 1973.
2) 厚生労働省健康局結核感染症課：抗微生物薬適正使用の手引き　第2版, 2019.
3) Miller JM, Binnicker MJ, Campbell S, et al：A Guide to Utilization of the Microbiology Laboratory for Diagnosis of Infectious Diseases：2018 Update by the Infectious Diseases Society of America and the American Society for Microbiology. *Clin Infect Dis*, **67**(6)：e1-e94, 2018.
4) Stevens DL, Bisno AL, Chambers HF, et al：Practice guidelines for the diagnosis and management of skin and soft tissue infections：2014 update by the infectious diseases society of America. *Clin Infect Dis*, **59**(2)：147-159, 2014.
5) Koning S, van der Sande R, Verhagen AP, et al：Interventions for impetigo. *Cochrane Database Syst Rev*, **1**(1)：CD003261, 2012.
6) Lipsky BA, Berendt AR, Cornia PB, et al：2012 Infectious Diseases Society of America clinical practice guideline for the diagnosis and treatment of diabetic foot infections. *Clin Infect Dis*, **54**(12)：e132-e173, 2012. doi：10.1093/cid/cis346
7) Moran GJ, Krishnadasan A, Mower WR, et al：Effect of Cephalexin Plus Trimethoprim-Sulfamethoxazole vs Cephalexin Alone on Clinical Cure of Uncomplicated Cellulitis：A Randomized Clinical Trial. *JAMA*, **317**(20)：2088-2096, 2017.

MB Derma，**325**：9-14，2022.

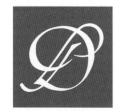

◆特集／まずはここから！皮膚科における抗菌薬の正しい使い方

Ⅱ．感染症
伝染性膿痂疹

玉城善史郎*

Key words：伝染性膿痂疹（impetigo contagiosa），水疱性膿痂疹（impetigo bullosa），痂皮性膿痂疹（impetigo crustosa），MRSA（MRSA），治療（treatment）

Abstract 伝染性膿痂疹は小児の皮膚感染症としては最もよくみられる疾患の1つであり，黄色ブドウ球菌または連鎖球菌を原因菌とする．症臨床的に水疱性膿痂疹と痂皮性膿痂疹に分類され，各々臨床所見が異なる．また，近年，MRSA 膿痂疹が増加していることにも注意が必要である．診断は，典型例は比較的簡単なことがあるが，ときにカポジ水痘様発疹症やブドウ球菌性熱傷様皮膚症候群と鑑別が必要であり，また治療の観点からも初診時に細菌培養検査にて原因菌および薬剤感受性を調べておくことが重要である．治療として，局所で軽症であれば，石鹸を使用したシャワー浴および抗菌薬塗布，ガーゼ保護を行う．その際に亜鉛華軟膏の重曹塗布を追加することでより治療効率が上がる．広範囲で重症の場合には抗菌薬内服治療が必要であり，年齢や症状，薬剤感受性試験の結果を考慮しながら使用薬剤を検討する必要がある．

はじめに

伝染性膿痂疹は直接接触により感染し，通常「とびひ」とも呼ばれる皮膚の細菌感染症である．皮膚の細菌感染症には，単純性細菌感染症と複雑性皮膚・軟部組織感染症の2つに分類され，さらに，単純性細菌感染症は，浅在性皮膚感染症，深在性皮膚感染症，二次感染の3つに分類される．伝染性膿痂疹は，このうちの浅在性皮膚感染症の中のびまん性感染症の代表的な疾患であり[1]，小児にみられる皮膚感染症の中でも最もよくみられる疾患の1つである．この稿では伝染性膿痂疹の臨床的特徴や分類，鑑別診断，治療方法などについて概説し，また近年原因として増加しているMRSA による膿痂疹についても触れさせていただく．

* Zenshiro TAMAKI，〒330-8777 さいたま市中央区新都心 1-2 埼玉県立小児医療センター皮膚科，科長兼副部長

臨床症状（表1）

1．水疱性膿痂疹

黄色ブドウ球菌の皮膚局所の感染・伝播により引き起こされる疾患で，乳幼児から学童期に好発することが特徴である．夏季に多くみられ，全身症状はないか，ごく軽度である．顔面や手足などの露出部位から始まることが多く（図1），特に鼻孔部や外耳道を触ったり，いじったりし，表皮外の黄色ブドウ球菌が皮膚内へ入り込むことで感染が起こることが多いとされている．その他に，虫刺，小外傷，アトピー性皮膚炎や伝染性軟属腫などの掻破部位から始まることも多い．初期に透明な水疱が出現するし，徐々に膿疱となる．その部位の掻破などにより容易に水疱・膿疱が破れ，手に付着した黄色ブドウ球菌が播種することで伝播し，急速に弛緩性水疱が全身に拡大（とびひ）する．水疱や膿疱の大きさは均一でなく大小不同であることが特徴の一つである（図2）．水疱・膿疱は破れた後に乾燥して鱗屑を伴う薄い痂皮とな

表 1. 水疱性膿痂疹と痂皮性膿痂疹

	水疱性膿痂疹	痂皮性膿痂疹
年齢・時期	乳幼児期～学童期	年齢や時期に特徴なし
水疱形成	あり	なし
全身症状	ほとんどなし～軽度	ときに発熱や咽頭痛,有痛性リンパ節腫脹
合併症	特になし	糸球体腎炎の可能性
その他特徴	MRSA 膿痂疹に注意必要	特にアトピー性皮膚炎患者

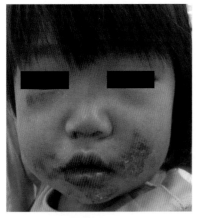

図 1. 水疱性膿痂疹(1 歳, 女児)
顔面から始まる水疱・痂皮形成が
みられる.

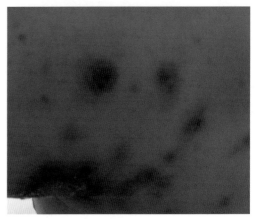

図 2. 水疱性膿痂疹(11 か月, 男児)
肩から腕にかけて大小様々な大きさの水疱・
びらんが多発している.

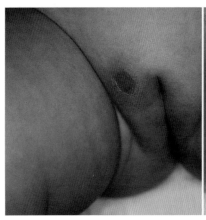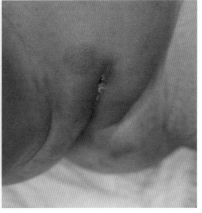

図 3. 水疱性膿痂疹(女児)　　　　　　　　　　a | b
a:8 か月. 陰部のびらん
b:a の 1 週間後. 陰部のびらんは色素沈着となっている.
　この 1 週間後には完全に皮疹は消褪した.

り, その後, 上皮化し, 通常瘢痕を残さずに治癒する[2](図 3). 水疱形成は角層で増殖した黄色ブドウ球菌の産生する表皮剝脱酵素(exfoliative toxin)が表皮細胞間接着構造物であるデスモグレイン 1 を傷害することで表皮顆粒層レベルにおいて棘融解を引き起こし, 疱膜の薄い弛緩性水疱を形成するとされている[3]. また, 近年では, メチ

シリン耐性黄色ブドウ球菌(methicillin-resistant staphylicoccu aureus:MRSA)を原因とする伝染性膿痂疹の割合が高くなっているとされており, その頻度は 20～40% 程度であるといわれている[4]. MRSA 感染症には大きく分けて 2 つのタイプがあり, 1 つは, 医療関連施設で多くみられる院内感染型(hospital-associated MRSA:HA-

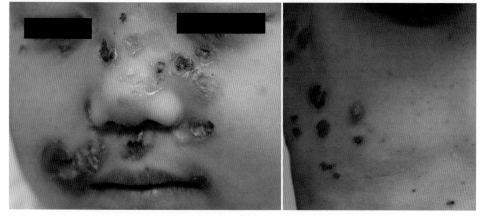

図 4. 痂皮性膿痂疹(5 歳，男児)
a：顔面に痂皮が多発している．発熱あり．アトピー性皮膚炎の治療中
b：右腋窩にも痂皮が多発している．

MRSA)で，他方は市中でよくみられる市中獲得
型(community-associated MRSA：CA-MRSA)
であり，これらのタイプは薬剤感受性が多く異な
ることが知られている．これまでの本邦での報告
では，MRSA 皮膚感染症の原因菌は CA-MASA
であることが知られている[5]．また，その中には，
本邦でも徐々に報告例が増えてきたが，PVL(Pan-
ton-Valentine leukocidin)産生型と呼ばれる極め
て高い毒素である白血球溶解毒素を放出すること
で重症の感染症を引き起こすタイプがあることに
も注意する必要がある[6]

2．痂皮性膿痂疹

A 群β溶血性連鎖球菌を中心とした連鎖球菌群
が角層下に感染することにより発症するとされて
いるが，実際には連鎖球菌単独であることはほと
んどなく，多くの場合，黄色ブドウ球菌との混合
感染である．痂皮性膿痂疹は水疱性膿痂疹とは異
なり，年齢や季節を問わずみられ，アトピー性皮
膚炎に合併することも多いことが特徴とされてい
る．初発症状として，顔面や手足などを中心に水
疱を伴わない紅斑や丘疹が急速に出現し，これら
の皮疹はすぐに小膿疱，びらん，厚い痂皮と変化
していき(図4)，ときに全身にみられることもあ
る．皮疹の周囲に発赤を強く伴い，咽頭痛や有痛
性リンパ節腫脹，発熱などの全身症状を伴うこと
が多いことも水疱性膿痂疹と大きく異なる特徴で
ある．また A 群β溶血性連鎖球菌による膿痂疹の

合併症として，特に 6 歳以下の小児おいては，感
染 1～2 週間後より，浮腫や高血圧，発熱，血尿な
どを呈する糸球体腎炎を発症する場合があること
にも注意する[5]．

診断および検査

典型的な皮膚症状を含めた臨床所見をとる場合
には診断は比較的簡単であるが，下記に示す，ブ
ドウ球菌性熱傷様皮膚症候群やカポジ水痘様発疹
症などとは鑑別を要する場合がある．また，
MRSA を原因菌とする伝染性膿痂疹の割合が増
えていることからも，初診時に菌同定および薬剤
感受性検査のために水疱・膿疱内容またはびらん
部からの細菌培養検査が必須である．

鑑別診断(表2)

1．ブドウ球菌性熱傷様皮膚症候群(staphylo-coccal scalded skin syndrome：SSSS)

主に乳幼児にみられる黄色ブドウ球菌感染症の
1 つで，伝染性膿痂疹の全身症状タイプとみなさ
れることもある．菌由来の表皮剥脱毒素が局所で
はなく，血流を介して全身の皮膚に運ばれて，全
身の紅斑・表皮剥離を起こす．前駆病変として伝
染性膿痂疹や外傷，虫刺症などが多いとされてい
る．皮疹の性状や年齢などに関しては，水疱性膿
痂疹と類似するが，38℃前後の発熱，不機嫌，食
欲不振などの全身症状および口囲や眼囲の潮紅や

表 2. 水疱性膿痂疹との鑑別診断

	水疱性膿痂疹	SSSS	カポジ水痘様発疹症
年齢	乳幼児～学童	新生児や幼児	特になし
水疱・びらん	大小様々な水疱・びらん	大小様々な水疱	大きさが均一な小水疱
全身症状	ほとんどなし～軽度	38℃前後の発熱，不機嫌，食欲不振	時に発熱・有痛性リンパ節腫脹など
その他特徴	MRSA 膿痂疹に注意必要	眼囲，口囲の潮紅や口囲皺襞などの特徴的顔貌，間擦部位潮紅，ニコルスキー現象陽性	特にアトピー性皮膚炎患者細菌との混合感染多い

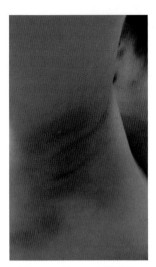

図 5. ブドウ球菌性熱傷様皮膚症候群(2歳，男児)
腋窩に潮紅がみられ，びらんを伴う.

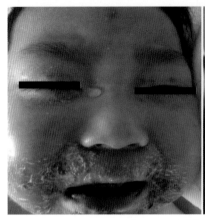
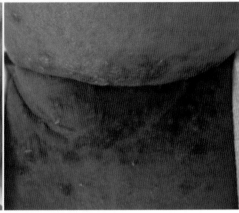

図 6. カポジ水痘様発疹症(1歳，男児)　　　　　　　a | b
a：顔だけだと伝染性膿痂疹に類似
b：首をみると均一な小さい水疱が多数みられる.

水疱，口囲の放射状の亀裂・びらん，眼脂などがみられた後に頸部，腋窩，鼠径などの間擦部位の潮紅(図5)から全身に熱傷様の表皮剥離やびらんを呈するようになることが特徴とされる．このような所見に着目することで多くの場合は鑑別が可能である．また，非水疱部位のニコルスキー現象も陽性となる点も鑑別点の1つである．

2．カポジ水痘様発疹症

アトピー性皮膚炎患者に多くみられる単純ヘルペスウイルス感染の重症型である．伝染性膿痂疹の水疱の大きさが比較的不均一であることに比較して，カポジ水痘様発疹症は比較的均一な小水疱が主体であることが鑑別として重要である．伝染性膿痂疹と同じように顔面から始まることが多く，さらに細菌との混合感染がみられると判別が難しいが，その場合も病変の辺縁に注目することで，大きさが均一な小水疱が集簇してみられるか

どうかが，鑑別の一助となることが多い(図6).

3．治　療

伝染性膿痂疹の治療においては，年齢や症状の範囲・重症度・原因菌の種類や薬剤感受性を十分に考慮したうえで行うことが重要である．

a）皮疹が狭い範囲で限局し，症状の軽い場合

シャワー浴にて石鹸を用いてしっかりと洗浄を行い，抗菌薬塗布および感染拡大予防のためのガーゼ保護だけでも十分なこともある．消毒薬に関しては細胞毒性・障害性，強い刺激性，接触皮膚炎の可能性などがあることから基本的には使用する必要はない．

b）皮疹が広範囲に及ぶ場合や症状が強い場合

内服薬も追加検討する．その際には皮疹部からの培養による起因菌に対する感受性を考慮することも重要であるため，初診時に必ず細菌培養検査を行う．

また，アトピー性皮膚炎をベースとしてもつ患児においては，これらの皮膚感染症は重症化あるいは難治になるケースが非常に多いことから，ステロイド外用薬や免疫調整薬外用薬の塗布および抗ヒスタミン薬内服をしっかり行うことによって皮膚の状態をできるだけ正常に近い状態に保つことが非常に重要である．皮膚感染がみられるためこれらの外用薬を使用しないように指導されているケースを多く見かけるが，これらの外用薬使用による局所の免疫低下による症状の悪化より，湿疹部位の掻破のほうがより感染の拡大や悪化，遷延を引き起こすことを十分に理解していることが重要である．

＜外用薬＞

外用薬に関して，ゲンタマイシンは以前から広く使用されているが，近年耐性の黄色ブドウ球菌が増加している[7]ため使用するべきではないとされており，感受性の高いとされているナジフロキサシン[8]などの抗菌薬を選択する必要がある．実際に伝染性膿痂疹の皮疹から培養した黄色ブドウ球菌の株の80%以上からアミノグリコシド系抗菌薬に耐性のある遺伝子がみられていると報告されている[8]．また，フシジン酸ナトリウムに関しては，小児科領域でよく使用され，比較的感受性が高いとされていたが，近年では耐性菌が増加しているために使用は避けたほうがよいとの報告がある[2]．さらに，実際の治療にあたっては，外用薬を塗布し，ガーゼで覆うだけの処置をすることが多いが，10～20%亜鉛単軟膏（サトウザルベ®）をリント布にのばしたものやボチシートの重曹塗布により，滲出液の吸収・乾燥効果および消炎・皮膚保護効果があり非常に有用であるとされ，可能な限り行いたい処置方法である[2]．さらに，湿潤が改善しても瘙痒を伴う紅斑がみられる場合もあるので，ステロイド外用薬なども適宜追加する．

＜内服薬＞

① 水疱性膿痂疹

水疱性膿痂疹から分離された黄色ブドウ球菌の多くはメチシリンに感受性がみられることから，セファレキシンやジクロキサシリンなどの経口セフェム系やペニシリン系抗菌薬を投与する．エリスロマイシンやクリンダマイシンも適応とされるが，耐性がみられることも多いことに留意する必要がある[9]．その他，成人であれば，ニューキノロン系なども選択肢の1つであるが，関節毒性の問題などから一部を除いて16歳未満の小児での適応がないことにも留意が必要である．また，内服3日を経過しても症状の改善がみられない場合には，感受性検査の結果が出ている場合にはそれに従い，結果が出ていない場合でもMRSA感染を疑って内服薬の変更を検討する必要がある．

② MRSA膿痂疹

MRSAの分離菌について2017年に日本化学療法学会，日本感染症学会，日本臨床微生物学会の3学会により皮膚軟部組織感染症に対する抗菌薬感受性サーベイランスが行われ，本邦でのMRSAの多くのタイプがCA-MRSAの可能性が高いと推測された．CA-MASAはHA-MASAと異なり，β-ラクタム薬には耐性となっていることが多いが，それ以外の抗菌薬にはほぼ感受性が保たれていることが特徴とされており，実際に多くのMRSA膿痂疹では，ST合剤やミノサイクリンに加えて，カルバペネム系薬，キノロン系薬，ファロペネムなどが有効であるとしている[5)10]．しかし，ST合剤は本邦での皮膚軟部組織感染症には保険適用がないことや，ミノサイクリンは永続的な歯牙黄染などの副作用もあり8歳未満の小児には投与が難しいこと，キノロン系も前述のように16歳未満の小児では使用しづらいことに注意を要する．その他，ホスホマイシンも有効であることが多いため，実際の臨床の場では，薬剤感受性の結果を考慮しながら，8歳未満であれば，ホスホマイシンやファロペネムを，8歳以上であればそれらに加えて，ミノサイクリンの投与をまず考え，必要に応じてST合剤の使用を検討するのがよいと考える．また，MRSA感染と判明した場合でも，CA-MRSAでは比較的耐性となる抗菌薬が少ないことや膿痂疹の場合は浅在性皮膚感染症で

あることから，全身症状を悪化させるような重症な状態に陥ることは稀であることを考慮して，すぐにバンコマイシンのような抗 MRSA 薬の投与を行う必要はないと考えられている[5)10)]

③ 痂皮性膿痂疹

痂皮性膿痂疹に関しては，A 群 β 溶血性連鎖球菌を中心とした連鎖球菌群を考慮して，ペニシリン系抗菌薬が第 1 選択薬になるが[9)]，その他 ST 合剤に関しても有効であったとの報告もある[11)]．実際には黄色ブドウ球菌との混合感染も多くみられることから，連鎖球菌にも黄色ブドウ球菌にも抗菌力のある β ラクタマーゼ阻害剤配合ペニシリン薬やファロペネムをはじめに選択するのがよいと考えられる．さらに，糸球体腎炎を稀に合併することから軽快後も 10 日間は内服を継続する必要がある．

おわりに

伝染性膿痂疹はありふれた皮膚感染症であるが，以外としっかりと診断できなかったり，治療がうまくいかないケースなどもしばしば遭遇する．また，成人や高齢者を中心にみている先生には時々みかけた際にどうしようか迷うケースもあると思われる．そのようなときに本稿を参考にして今一度知識を整理し直し，今後の診療に役立てていいただけると幸いである．

文　献

1）西嶋攝子：皮膚科医に必要な皮膚感染症の知識　細菌感染症　主として浅在性感染症について．日皮会誌，**118**(13)：2979-2981，2008.

2）馬場直子：水疱を生じる皮膚の細菌感染症　伝染性膿痂疹．*MB Derma*，**292**：1-9，2020.

3）Amagai M, Matsuyoshi N, Wang ZH, et al：Tox-in in bullous impetigo and staphylococcal scald-ed-skin syndrome targets desmoglein 1. *Nat Med*, **6**(11)：1275-1277, 2000.

4）渡邊みどり，猪又直子：小児の難治性細菌感染症　MRSA 膿痂疹と MRSA せつ腫症．*MB Derma*，**236**：51-57，2015.

5）公益社団法人日本化学療法学会・一般社団法人日本感染症学会 MRSA 感染症の治療ガイドライン作成委員会：皮膚・軟部組織感染症(1)皮膚科領域．MRSA 感染症の治療ガイドライン―改訂版―2019，**pp**. 51-59，2019.

6）Boyle-Vavra S, Daum RS：Community-acquired methicillin-resistant Staphylococcus aureus：the role of Panton—Valentine leukocidin. *Lab Invest*, **87**(1)：3-9, 2007.

7）Kikuta H, Shibata M, Nakata S, et al：Predomi-nant Dissemination of PVL-Negative CC89 MRSA with SCCmec Type II in Children with Impetigo in Japan. *Int J Pediatr*, **2011**：143872, 2011.

8）Nakaminami H, Noguchi N, Ikeda M, et al：Molecular epidemiology and antimicrobial sus-ceptibilities of 273 exfoliative toxin-encoding-gene-positive Staphylococcus aureus isolates from patients with impetigo in Japan. *J Med Microbiol*, **57**(Pt 10)：1251-1258, 2008.

9）Stevens DL, Bisno AL, Chambers HF, et al：Practice guidelines for the diagnosis and man-agement of skin and soft tissue infections：2014 update by the Infectious Diseases Society of America. *Clin Infect Dis*, **59**(2)：e10-e52, 2014.

10）Watanabe S, Ohnishi T, Yuasa A, et al：The first nationwide surveillance of antibacterial suscepti-bility patterns of pathogens isolated from skin and soft-tissue infections in dermatology depart-ments in Japan. *J Infect Chemother*, **23**(8)：503-511, 2017.

11）van der Wouden JC, Koning S：Treatment of impetigo in resource-limited settings. *Lancet*, **384**：2090-2091, 2014.

MB Derma, 325：15-19, 2022.

◆特集／まずはここから！皮膚科における抗菌薬の正しい使い方

Ⅱ. 感染症
毛包性膿皮症

小橋美那*

Key words：毛包炎(folliculitis)，尋常性毛瘡(sycosis vulgaris)，せつ(furuncle)，癰(carbuncle)

Abstract 毛包性膿皮症は，浅在性と深在性に分類される. 浅在性毛包性膿皮症として毛包炎，尋常性毛瘡，そして特殊型としてグラム陰性菌毛包炎や緑膿菌性毛包炎がある. 深在性毛包性膿皮症には，せつ，癰，せつ腫症がある. 日常的に経験する疾患だが，治療に難渋することがある. また，Panton-Valentine leukocidin との関連について述べる.

はじめに

皮膚一般細菌感染症は，病変部位，皮膚付属器との関係，病変の臨床像，原因となる細菌，臨床経過，全身感染症との関連を考慮して分類される. 毛包を主病変とする一般皮膚細菌感染症である毛包性膿皮症のうち，毛包炎などの浅在性膿皮症と，せつ，せつ腫症，癰などの深在性膿皮症を挙げる. それぞれの治療戦略について概説する.

急性浅在性膿皮症

・毛包炎(folliculitis)（図1）

毛包入口部，漏斗部に限局する炎症性病変で，毛包一致性の丘疹または膿疱である. 分類としては古典的には，① 急性単純性毛包炎(通常の毛包炎)，② Bockhart 膿痂疹，③ 尋常性毛瘡，④ 特殊型に分類される. 通常の毛包炎は頸部，体幹，四肢に単発あるいは多発し，表皮ブドウ球菌，黄色ブドウ球菌によるが，根を持った毛包炎は黄色ブドウ球菌によることが多い.

・Bockhart 膿痂疹(impetigo Bockhart)

毛包性膿痂疹(follicular impetigo)が同義語である. 毛孔一致性の脆弱な小丘疹，小膿疱が多発

し，毛包炎のなかでも浅在性のものをいう. 頭皮，腋窩，四肢，臀部にみられる. 黄色ブドウ球菌の表皮剥脱毒素による水疱性膿痂疹とは異なり，せつ腫症と鑑別を要する. 1回のエピソードは1週間前後で軽快するが，しばしば再発性に繰り返す. 原因は黄色ブドウ球菌や表皮ブドウ球菌である.

・尋常性毛瘡(sycosis vulgaris, sycosis barbae)（図2）

成人男性に好発する剛毛部(髭のある所)に集族性に毛包炎が多発する. 口唇周囲の紅斑，灼熱感，瘙痒から始まり，毛孔一致性の丘疹か膿疱へ数日で進展する. 髭剃りなどで膿疱が破れ，さらに新病変ができて遷延し，徐々に拡大する. 遷延するうちに次第に深部に病変が及び，結節性病変，膿瘍を伴うことがあり，浅在性～深在性の毛包性膿皮症となり慢性化する. 表皮ブドウ球菌，黄色ブドウ球菌が検出される. 白癬性毛瘡が鑑別となる. 治療は浅在性病変では抗菌薬の外用[1)2)]で軽快するが，深在性病変には内服が必要となる. カミソリによる髭剃りを中止し，ハサミや電子カミソリで切り，よく洗顔するよう指導する.

・緑膿菌性毛包炎(pseudomonas folliculitis)

緑膿菌は偏性好気性グラム陰性桿菌であり，自然界にも広く存在する常在菌である. 高温・多湿の環境を好む. 細菌の繁殖，増殖した環境(循環式

* Mina KOBASHI, 〒700-8558 岡山市北区鹿田町 2-5-1 岡山大学大学院医歯薬学総合研究科皮膚科学分野，客員研究員

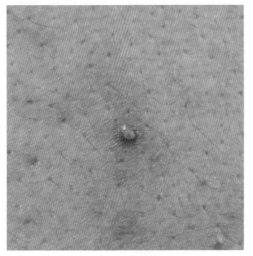

図 1. 毛包炎

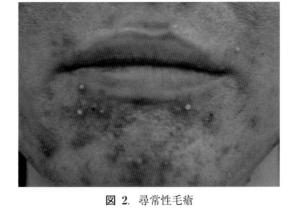

図 2. 尋常性毛瘡

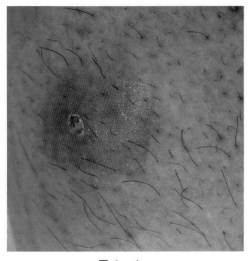

図 3. せつ

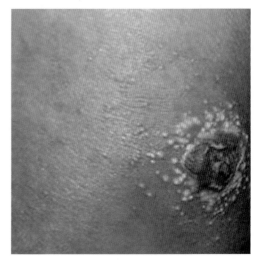

図 4. 癰

風呂，温水公衆プール，ジャグジー，浴場のスポンジ，ウェットスーツなど）に曝露し 1〜4 日後に生じる．毛孔一致性，小紅斑，紅色丘疹，膿疱として皮疹を生じ，瘙痒を伴うことが多い．体幹，腋窩，臀部が中心である．膿疱の細菌培養で緑膿菌が検出され，感染源となっている原因を取り除けば，1〜2 週間で自然治癒する．第 3 世代セフェム系抗菌薬やニューキノロン系抗菌薬が有効である[3]（表1）．緑膿菌は日和見感染症の起因菌として問題になることが多いが，緑膿菌性毛包炎においては健常者の報告が多く[4]，家族内発症[5]，免疫抑制のある症例では壊疽性膿瘡に進展した報告[6]もある．虫刺症や薬疹などとして治療される場合が

予測され，鑑別として忘れないようにしたい．

・グラム陰性菌毛包炎（gram-negative folliculitis）

痤瘡の治療で長期に抗菌薬が投与されている場合に菌交代現象として生じる[7]．顔面，背部が多い．形態学的には浅在性の膿疱型と結節状，囊腫状となる深部型に分類される．Klebsiella spp, Escherichia coli, Serratia spp などが検出される．治療は使用していた抗菌薬を中止して経過をみる．グラム陰性菌に対して，第 3 世代セフェム系抗菌薬やニューキノロン系抗菌薬が必要な場合がある[8]（表1）．深部型の場合 isotretinoin が有効であるが，本邦の市場にはない．

表 1. 毛包性膿皮症の抗菌薬の選択

部 位	主な起炎菌		治 療
	黄色ブドウ球菌	他	
浅在性	毛包炎		単発, 少数の場合：洗浄, 抗菌薬外用 多発, 深在性の場合：β-ラクタム系薬（セフェム系, ペニシリン系）, テトラサイクリン系薬, マクロライド系薬, キノロン系薬　内服
		グラム陰性菌毛包炎	原因抗菌薬の中止
		緑膿菌性毛包炎	原因の除去 セフェム系抗菌薬, ニューキノロン系抗菌薬
浅在性～深在性	尋常性毛瘡		毛包炎の治療に準ずる
深在性	せつ, せつ腫症, 癰		β-ラクタム系（ペニシリン系薬, セフェム系薬）内服 リンパ管炎, リンパ節炎を起こした場合：SBT/ABPC などの注射薬 上記が無効の場合は MRSA の可能性を想定する

（文献 3, 8, 9 より作成）

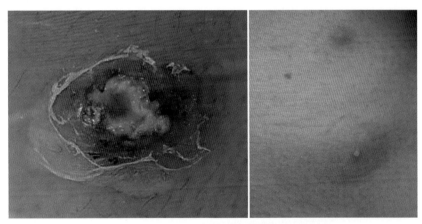

図 5. せつ腫症（PVL 陽性）
下腿, 体幹に複数の排膿を伴う結節, 皮下硬結を認めた.

急性深在性膿皮症

・せつ（furuncle）（図 3）

せつは, 単一の毛包および毛包周囲に急性炎症を起こしたもので, 膿瘍を形成する傾向が強く, 炎症はときに皮下組織まで及ぶ. 毛孔一致性の丘疹にはじまり, 次第に紅色腫脹, 膿瘍を形成し, 熱感や疼痛を伴う. やがて, 毛孔開口部に膿栓を形成し, 排膿後, 数日～数週かけて治癒に向かう. 頭部, 顔面, 腋窩, 臀部などの間擦部や発汗部位に好発する. 大型のものや炎症の強いものでは, 頭痛, 倦怠感, 発熱などの全身症状を伴うことがある. アトピー性皮膚炎などの既往があることが

ある.

・癰（carbuncle）（図 4）

癰は, 隣接する複数の毛包を中心とした, せつよりも深部に急性炎症を起こしたものである. 深部の硬結が次第に増大し, 半球状に隆起する紅色, 緊満性の腫脹となり, 疼痛が強くなる. 周辺に紅斑, 腫脹が広がるものもある. 徐々に膿瘍化し複数の毛孔に一致して膿点が生じ, 排膿後, 治癒に向かう. 頸部, 肩, 大腿, 臀部などに生じる. せつ同様にしばしば発熱や倦怠感を伴う.

・せつ腫症（frunculosis）（図 5）

せつ腫症は, せつ, 癰が複数に認められる症状をいい, 同時に生じることも, 経時的に発症する

こともある．アトピー性皮膚炎や生体側の免疫異常に合併することがあるが，基礎疾患との関連は明らかではない．

・せつ，癤，せつ腫症の治療

　小型のせつは自然治癒する．大型・多発する場合，周囲の炎症が強い場合，発熱など全身症状を伴う場合，黄色ブドウ球菌を念頭に置いた抗菌薬の全身投与が必要である．波動を触れる場合は切開排膿を行う．せつ腫症，癤もせつに準じて治療する．

・PVL 産生黄色ブドウ球菌

　健常者の炎症の強い，再発性のせつ，癤，せつ腫症，皮下膿瘍などの皮膚深在性感染症を診る際，Panton-Valentine leukocidin（PVL）産生の黄色ブドウ球菌による感染の可能性も考える．黄色ブドウ球菌は種々の外毒素を産生するが，PVL もその1種である．白血球溶解毒素であるロイコシジンのうち，PVL は白血球に対する特異性が極めて高く，壊死性変化を引き起こし，臨床的には壊死性肺炎や敗血症，皮膚疾患においては深在性皮膚感染症と深く関連がある．当科での過去の検討では，せつ 40%，癤 28%，皮下膿瘍 14% で pvl 遺伝子陽性株がみられ，せつは基礎疾患のない比較的若年者に多く，発赤が強く，多発する臨床的特徴がみられた[10]．

　PVL 産生黄色ブドウ球菌は必ずしも MRSA とは限らないが，多くは MRSA である．健常者より検出される市中感染型 MRSA（CA-MRSA）は PVL 産生株であることが多く，従来の院内感染型 MRSA（HA-MRSA）とは由来が異なる．

　細菌学的な診断には，pvl 遺伝子や SCCmec を PCR で確認し，クローンを同定するためのパルスフィールドゲル電気泳動解析（PFGE），必須遺伝子群塩基配列解析（MLST）などを用いるが，検査可能な施設は限られる．特別な機器を用いない比較的簡便な方法として，培養上清中の PVL そのものを逆受身ラテックス沈降凝集反応で PVL 産生を検出するキットがあり，有用である．

　治療は，膿瘍があれば切開排膿する．培養結果と薬剤感受性試験結果に基づいて抗菌薬投与を行うが，再燃を繰り返す症例では，結果的に長期投与となっていることが多い．抗菌薬の投与で沈静化が困難な再発性，家族・集団発症例では，環境除菌や鼻腔除菌も考慮される．

　欧米における市中感染型 MRSA 感染症における主な流行クローンは ST8（USA300，SCCmec type Ⅳa）を始め，PVL 産生株であることが特徴である．本邦における CA-MRSA では欧米とは異なるクローンが検出され PVL 産生株は少ないとされていたが[11]，最近は増加傾向が認められる．CA-MRSA による皮膚感染症の治療方針は，米国の IDSA2011Guideline では培養結果を待ち経験的治療として CLDM，ST 合剤，MINO，DOXY，LZD などが挙げられる[12]．日本化学療法学会の MRSA 感染症の治療ガイドライン2019では ST 合剤，MINO が有効，重症例に対し VCM，LZD などが推奨され CLDM は米国と比べて耐性率が高く，感受性試験での確認を必要としている[11]が，海外渡航後やその接触者から本邦での流行とは異なる PVL 産生株の報告[13]もみられ，今後も動向に注意が必要である．

文　献

1) Nenoff P, Haustein UF, Hittel N：Activity of nadifloxacin（OPC-7251）and seven other antimicrobial agents against aerobic and anaerobic Gram-positive bacteria isolated from bacterial skin infections. *Chemotherapy*, **50**(4)：196-201, 2004.

2) Cook-Bolden FE, Barba A, Halder R, et al：Twice-daily applications of benzoyl peroxide 5%/clindamycin 1% gel versus vehicle in the treatment of pseudofolliculitis barbae. *Cutis*, **73** (6 Suppl)：18-24, 2004.

3) Gustafson TL, Band JD, Hutcheson RH Jr, et al：Pseudomonas folliculitis：an outbreak and review. *Rev Infect Dis*, **5**(1)：1-8, 1983.

4) Teraki Y, Nakamura K：Rubbing skin with nylon towels as a major cause of pseudomonas

folliculitis in a Japanese population. *J Dermatol*, **42**(1)：81-83, 2015.

5) 岩坂麻衣子，松立吉弘，田蒔舞子ほか：入院中に生じた緑膿菌性毛包炎の母子例．皮膚臨床，**61**(9)：1449-1453，2019.

6) El Baze P, Thyss A, Caldani C, et al：Pseudomonas aeruginosa O-11 folliculitis. Development into ecthyma gangrenosum in immunosuppressed patients. *Arch Dermatol*, **121**(7)：873-876, 1985.

7) Neubert U, Jansen T, Plewig G：Bacteriologic and immunologic aspects of gram-negative folliculitis：a study of 46 patients. Int J Dermatol, **38**(4)：270-274, 1999.

8) Böni R, Nehrhoff B：Treatment of gram-negative folliculitis in patients with acne. *Am J Clin Dermatol*, **4**(4)：273-276, 2003.

9) 日本感染症学会：JAID/JSC 感染症治療ガイド 2019. 日本化学療法学会，p. 183-201，2019.

10) Yamasaki O, Kaneko J, Morizane S, et al：The association between Staphylococcus aureus strains carrying panton-valentine leukocidin genes and the development of deep-seated follicular infection. *Clin Infect Dis*, **40**(3)：381-385, 2005.

11) MRSA 感染症の治療ガイドライン作成委員会：MRSA 感染症の治療ガイドライン．日本化学療法学会，日本感染症学会改訂版，2019.

12) Liu C, Bayer A, Cosgrove SE, et al：Clinical practice guidelines by the infectious diseases society of america for the treatment of methicillin-resistant Staphylococcus aureus infections in adults and children：executive summary. *Clin Infect Dis*, **52**(3)：285-292, 2011.

13) 木藤悠子，近藤佐知子，泉　裕子：Panton-Valentineleukocidin 産生黄色ブドウ球菌による皮膚感染症の5例．臨皮，**68**：796-800，2014.

イチからはじめる 美容医療機器の理論と実践 改訂第2版

著 宮田成章

みやた形成外科・皮ふクリニック　院長

2021年4月発行　B5判　オールカラー
定価7,150円(本体価格6,500円＋税)

第1版発売から8年。
目まぐるしく変わる美容医療機器の情報を刷新し、新項目として
「ピコ秒レーザー」や「痩身治療」についてを追加しました。
イマイチわからなかったレーザー、高周波、超音波の仕組み・
基礎から臨床の実際までを幅広く、丁寧に扱う本書。
これから美容医療を始める方はもちろん、すでに美容医療を行っている方々にも読んでいただきたい教科書です。
第1版で好評だったコラムやページの各所にあるこぼれ話も、
さらに充実！

主な目次

総論
Ⅰ　違いのわかる美容医療機器の基礎理論
Ⅱ　人体におけるレーザー機器の反応を知る
Ⅲ　料理をベースに美容医療を考えてみよう
Ⅳ　肌状態から考える治療方針・適応決定
Ⅴ　各種治療器
　　レーザー・光：波長による分類
　　レーザー・光：パルス幅による分類
　　高周波
　　超音波
　　そのほか

治療
Ⅰ　ほくろに対するレーザー治療の実際
Ⅱ　メラニン性色素疾患に対する治療
Ⅲ　シワやタルミの機器治療
Ⅳ　毛穴・キメや肌質に対する治療
Ⅴ　痤瘡後瘢痕の機器治療
Ⅵ　レーザー脱毛
Ⅶ　痩身治療
Ⅷ　最新の機器に対する取り組み

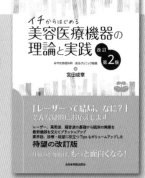

詳しい目次はこちら

全日本病院出版会　〒113-0033　東京都文京区本郷3-16-4　Tel:03-5689-5989
www.zenniti.com　Fax:03-5689-8030

MB Derma, **325**：21-26，2022.

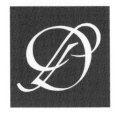

◆特集／まずはここから！皮膚科における抗菌薬の正しい使い方

Ⅱ．感染症
壊死性軟部組織感染症

盛山吉弘*

Key words：壊死性筋膜炎(necrotizing fasciitis)，ガス壊疽(gas gangrene)，レンサ球菌(*Strepto-coccus*)，ビブリオ(*Vibrio*)，エロモナス(*Aeromonas*)

Abstract　壊死性筋膜炎やガス壊疽を包括する疾患名として，最近では「壊死性軟部組織感染症」が使用されるようになっている．症例によって進展速度が異なり，劇症型(時間の単位で進行)，急性型(日)，亜急性型(日〜週)に分類される．特に，劇症型では早期診断・早期治療が救命率に直結する．
　症例によって，臨床像にも多様性があるが，壊死性軟部組織感染症に共通する治療方針として，十分な抗菌薬投与，迅速な外科的治療，適切な全身管理が挙げられる．本稿では，治療の3本柱の1つである抗菌薬の投与法について，起因菌判明前の empiric therapy と，判明後の definitive therapy に分けて解説する．Definitive therapy では，単独で劇症型の壊死性軟部組織感染症を起こす代表菌である β 溶血性レンサ球菌，ビブリオ・バルニフィカス，エロモナス属についてまとめた．

壊死性軟部組織感染症とは

　皮膚軟部組織感染症(skin and soft tissue infection：SSTI)の中で，組織の壊死を伴い致死的になり得る代表的疾患として壊死性筋膜炎，ガス壊疽がある．さらに，皮膚軟部組織の壊死を伴う感染症は，病変の深さ，罹患部位，起因菌などによって様々な別名で呼ばれている．用語にはいくらか混乱がみられるが，これらは迅速な手術介入など共通の治療方針を必要とすることから，近年では壊死性軟部組織感染症(necrotizing soft tissue infection：以下，NSTI)の用語を総称して用い，まとめて検討することが多くなってきている[1)2)]．

　壊死性筋膜炎，ガス壊疽の用語については，世界的に統一した明確な定義が存在しないため，施設間で用語の使用法は微妙に異なっているのが実情である[3)4)]．

　壊死性筋膜炎は，狭義には「皮下脂肪組織と筋

肉を包む強固な膜(深筋膜)の間にある，疎な結合組織である浅筋膜と呼ばれる層を炎症の主座とする細菌感染症で，水平方向に進展拡大していく病態」を指す．一方で，様々な NSTI の病態を包括して広義に用いられることも多い．劇症型では時間の単位で壊死が進行し，早期診断・早期治療がなされなければ死に至る．

　ガス壊疽は，狭義にはクロストリジウムによる筋壊死を指す．広義にはガス産生を伴う軟部組織感染症全般を指すこともある．近年の先進国においては，糖尿病を基礎疾患とする後者のケースが圧倒的に多い．腐敗臭のあるガス産生とともに，急速に軟部組織壊死が進行する．初期には緩徐であるが，突然時間の単位で進行するようになる．迅速な診断・治療が，救命，救肢の鍵となる．

　本稿では壊死性筋膜炎は狭義に，ガス壊疽は広義の意味で使用する(図1)．

早期診断

　劇症型の壊死性軟部組織感染症の致死率を低下

---

* Yoshihiro MORIYAMA，〒300-0028 土浦市おおつ野 4-1-1　土浦協同病院皮膚科，部長

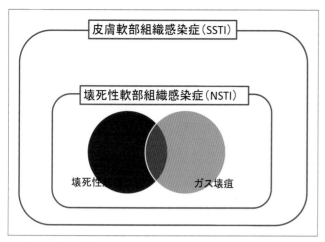

図 1. 壊死性軟部組織感染症, 壊死性筋膜炎, ガス壊疽

皮膚軟部組織感染症（SSTI）
壊死性軟部組織感染症（NSTI）
壊死性筋膜炎
ガス壊疽

表 1. 壊死性筋膜炎を疑う局所所見

・水疱, 紫斑, 表皮壊死
・他覚所見に不釣り合いな激痛
・皮膚所見のある部位の周辺に広がる所見
（浮腫・圧痛・硬結など）
・握雪感

させるために重要なのは, 早期診断・早期治療である[2)5)6)]. 早期治療を行うためには, まずは早期診断である. ところが早期診断は必ずしも容易でない. 早期診断の困難さについて, Wong らはretrospective にみた壊死性筋膜炎 89 例のうち, 13 例（14.6％）のみが入院時診断が壊死性筋膜炎であったと報告している[6)]. また, Haywood らは, A 群溶連菌による壊死性筋膜炎 20 例のうち, 7 例は入院時診断が異なり, 入院時診断が壊死性筋膜炎であったのは 13 例（65％）と報告している[7)].

壊死性筋膜炎のごく初期は蜂窩織炎と臨床像が類似する. しかも, 壊死性筋膜炎は体表から深い所が病変の主座であることから, 発症直後は体表の発赤は軽微で軽症と評価してしまう恐れがある. 壊死性筋膜炎を示唆する局所所見を表 1 にまとめた.

CT や MRI などの画像所見は, 垂直方向・水平方向の病変の広がりを確認するのに有用ではあるが, 確定診断とはならない. 診断で最も重要なのは, 試験切開による内部の状況の確認である. 壊死性筋膜炎では浅筋膜の層が抵抗なく容易に剝離される所見が得られる[8)10)].

検査データなどを用いたスコアリングにより, NSTI を診断するいくつかの試みがある. しかし, 一般に進行期の NSTI の除外には役立つが, 特に初期の NSTI の抽出に使用するのには注意が必要である[2)8)10)].

共通する治療方針

十分な抗菌薬投与, 迅速な外科的治療, 適切な全身管理が 3 本柱となる[4)9)].

1. 十分な抗菌薬投与

臨床像, 発症状況, 患者の基礎疾患などから起因菌を推定することは重要である. しかし, 致死的になり得る重症の NSTI では, 起因菌が確定するまでは想定される起因菌をすべてターゲットとし, 広域な抗菌薬を十分な量使用することが原則である（empiric therapy）. 抗菌薬開始前に, 塗抹標本, A 群溶連菌迅速キットに加えて, 血液培養, 創部培養の提出を忘れてはならない. 一般に, 抗菌薬開始後には培養検査の検出率は落ちるが, もし未採取であれば早期に検体を採取する. 起因菌の判明後は, 起因菌に適した抗菌薬に変更し, 十分な量を十分な期間使用する（definitive therapy）. 最終的に起因菌が判明しない場合, 広域の抗菌薬を長期に使用せざるを得ないこともあるが, 副作用・耐性菌の問題からも極力避けたい.

2. 迅速な外科的治療

壊死した組織には抗菌薬の効果は十分に届かない. 壊死組織内で菌の増殖・毒素の産生が続くため, NSTI では迅速に壊死組織を除去する必要がある. 劇症型（時間の単位で進行）, 急性型（日）, 亜急性型（日〜週）と症例によって進展速度が異なるため, 一律に適切な手術時期を決めるのは困難である. 症例によって待てる場合もあるが, 特に劇症型では手術の遅れは, 致死率に直結する.

3. 適切な全身管理

症例によっては, 急速にショック, DIC, ARDS, 肝・腎不全などの多臓器不全を起こす. ICU での循環動態・呼吸管理が必要となることも稀ではない. 複数科が協力してチームとして診療にあたる体制が必要である.

表 2. 壊死性軟部組織感染症の分類

	基礎疾患	起因菌
Type Ⅰ	糖尿病など	嫌気性菌を含む多菌種の混合感染
Type Ⅱ	健常人でも起こり得る	単独菌　（A 群溶連菌が代表） A 群以外の β 溶連菌 *Aeromonas hydrophila* *Vibrio vulnificus*

NSTI における抗菌薬の正しい使い方

1．Empiric therapy

NSTI は基礎疾患，起因菌によって，2 つに大別されている．糖尿病などの基礎疾患のある患者に嫌気性菌を含む多菌種の混合感染が起こる Type Ⅰ と，単独菌により健常人でも発症する Type Ⅱ がある（表2）．

緊急手術の際に深部病変から得られた検体で，グラム染色を行い起因菌の推定を行う．A 群溶連菌迅速キットの使用も有用である（注：保険適用外）．基礎疾患がなく，A 群溶連菌迅速キット陽性かつグラム染色でレンサ球菌が単独で確認された場合などは初めから definitive therapy を行うこともある．しかし，このような例外を除いては，empiric therapy として細菌培養および感受性の結果が出るまで，想定される菌種をすべて含むように，広域スペクトラムの抗菌薬を使用することが救命のための基本となる．ただし，全身状態が悪くない場合，初期に広域の抗菌薬で治療を開始すると，治療途中での de-escalation が困難となることがある．特に，褥瘡の 2 次感染などでは局所から検出される細菌がすべて起因菌とは限らず，ときに判断に苦慮する．"待てる"状態では，ある程度，想定される起因菌を絞って抗菌薬を開始する判断もときに必要となる．

・ピペラシリン・タゾバクタム

　　　　　　　　　1 回 4.5 g　1 日 4 回静注

・メロペネム

　　　　　　　　　1 回 1 g　　1 日 3 回静注

・その他のカルバペネム系薬

上記のいずれかに加えて，黄色ブドウ球菌の関与が疑われる場合は以下を追加する．

バンコマイシン　1 回 1 g　1 日 2 回静注（血中濃度を測定し，投与量・間隔を調整する．）

2．Definitive therapy

治療開始時に採取した培養結果および薬剤感受性が判明したら，検出した菌種にターゲットを絞った抗菌薬に変更を行う（de-escalation）．投与期間については，プロトコールは存在せず，個々の症例で判断する必要がある[9]．

代表的な単一菌による NSTI の特徴と，それぞれの definitive therapy について，以下にまとめる．

a）β 溶血性レンサ球菌（溶連菌）

（1）細菌学的特徴[11][12]

径 2 μm 以下の球形または卵円形のグラム陽性菌である．細胞分裂の際の分裂面が並行であり，分裂後の娘細胞がしばらく分離しないため，連鎖状になる．血液寒天培地での溶血の仕方によって，α 型（不完全溶血），β 型（完全溶血），γ 型（非溶血）に分けられる．レンサ球菌属には約 90 菌種が属しており，近年ではゲノム DNA および 16SrRNA の塩基配列の比較によって化膿レンサ球菌群，サリバリウス菌群，ミティス菌群，アンギノーサス菌群，ミュータンス菌群，ボビス菌群の 6 菌群に大別されている．

SSTI で問題になる菌の多くは，β 溶血を起こし化膿レンサ球菌群に属する．β 溶血性レンサ球菌のさらなる菌種同定には，細胞壁にみられる多糖体の抗原性の差異に基づくランスフィールド分類が使用されており，A〜V（I, J は除く）群に分類される．*Streptococcus pyogenes*（A 群）が代表菌種であり，臨床の場で単に"溶連菌"というときは，A 群 β 溶血性レンサ球菌（以下，GAS）を指すことが多い．しかし，近年 SSTI では A 群以外の B 群，C 群，G 群のレンサ球菌（以下，GBS, GCS, GGS）がむしろ多く検出される．

S. dysgalactiae subsp. equisimilis（以下，SDSE）は 1996 年に Vandamme によって提唱された亜種で，C 群あるいは G 群に分類される．C・G 群レンサ球菌はヒトの口腔，上気道の正常細菌叢としてみられてきたが，GAS と同様に皮膚軟部組織感

表 3. 劇症型溶血性レンサ球菌感染症
（感染症法，5 類感染症）

定義：β溶血を示すレンサ球菌を原因とし，突発的に発症して急激に進行する敗血症性ショック病態である．

届出に必要な要件：（以下のアの（ア）および（イ）かつイを満たすもの）
　ア．届出のために必要な臨床症状
　　（ア）ショック症状
　　（イ）（以下の症状のうち 2 つ以上）
　　　肝不全，腎不全，急性呼吸窮迫症候群（ARDS），DIC，軟部組織炎（壊死性筋膜炎を含む），全身性紅斑性発疹，痙攣・意識消失などの中枢神経症状
　イ．病原体診断の方法
　　検査方法　分離・同定による病原体の検出
　　検査材料　通常無菌的な部位（血液，髄液，胸水，腹水），生検組織，手術創，壊死軟部組織

表 4. レンサ球菌による壊死性筋膜炎の特徴
（2011～2015 年，本邦報告例）

	症例数	平均年齢（歳）	糖尿病合併率（%）	STSS発症率（%）	転帰			死亡率（%）
					軽快	死亡	不明	
GAS	70	59.8±14.2	21.4	42.9	48	13	9	21.3
GBS	12	55.4±20.4	66.7	8.3	9	2	1	18.2
SDSE	25	66.0±18.3	28.0	32.0	9	8	8	47.1
全体	107	60.7±16.3	28.0	36.4	66	23	18	25.8

染症や敗血症の起因菌となり得ることが知られるようになった．臨床上は C 群に凝集するレンサ球菌は検出される頻度が低いため，GGS と SDSE は同義語として使用される場合も多い．

　溶連菌による壊死性筋膜炎は約 100 年前から知られている．その後，抗菌薬の発見・開発，集中治療領域の進歩があったにもかかわらず，1980 年代後半から壊死性筋膜炎を含めた，致死率の高い劇症型 A 群レンサ球菌感染症の報告が相次ぐようになった．これは，Streptococcal Toxic Shock Syndrome（以下，STSS）と呼ばれている．本邦では，1999 年 4 月から感染症法で届出義務のある全数把握疾患に指定された．その後，A 群以外の溶連菌による報告が相次ぎ，2006 年 4 月からは A 群以外のβ溶血を呈するレンサ球菌もすべて届出対象となっている（表 3）．

　また，それぞれの溶連菌が起こす壊死性筋膜炎の臨床的特徴について，2011 年から 2015 年における本邦報告例 107 例をもとに表 4 に示す[12]．

（2）抗菌薬の選択[9][10]

　溶連菌には，現在でもペニシリンが良好な感受性を示すことから，治療の核となる．また，溶連菌が産生する毒素により STSS を発症することがある．毒素の産生を抑えるために，蛋白合成阻害薬であるクリンダマイシンの併用を行う．

　近年，溶連菌のマクロライド耐性が問題となってきており，欧米では 15～20% 程度にまで上昇しているという報告がある．しかし，マクロライド

耐性がみられる場合でも，上記の理由からクリンダマイシンを併用することがある．
　・ペニシリン G
　　1 回 400 万単位　1 日 6 回静注
　・クリンダマイシン
　　1 回 600 mg　　1 日 4 回静注　2 剤を併用する

　・アンピシリン
　　1 回 3 g　　　　1 日 4 回静注
　・クリンダマイシン
　　1 回 600 mg　　1 日 4 回静注　2 剤を併用する

b）ビブリオ・バルニフィカス感染症

（1）細菌学的特徴[13]

　ビブリオ属はグラム陰性桿菌・通性嫌気性菌で，腸管感染症を起こすことで知られる．コレラ菌（Vibrio cholerae），腸炎ビブリオ（Vibrio parahaemolyticus）などが属する．

　ビブリオ・バルニフィカス（Vibrio vulnificus）は，グラム染色で特徴的なバナナ状のやや彎曲したグラム陰性短桿菌として確認される．1 本の鞭毛を持ち，活発に運動する．水温が 15～20℃ を超える季節には河口域から沿岸域に普遍的に生息している．増殖の最適温度は 37℃ であるが 43℃ までは増殖が可能である．増殖には最低 0.5% 程度の食塩を要求し，2～3% が至適濃度である．一方 8% 以上では増殖できない．

　ビブリオ・バルニフィカスは，創傷感染症，敗血症を起こすことで知られている．創傷感染症は

海水に曝露された創部にNSTIを起こす．一方，敗血症型は汚染された甲殻類や魚介類を感染源とする経口感染症である．数時間～2日間の潜伏期の後，悪寒，発熱，血圧低下などの敗血症としての症状が現れ，さらに特に下肢の皮膚に水疱や血疱など創傷感染症と類似の2次病変が形成される．本邦では，経口感染から敗血症に至るケースの方が，創傷からの感染より多く報告されている．

ビブリオ・バルニフィカスによる敗血症は，健常人にはほとんど発生せず，日和見的な感染症である．約80％の患者は基礎疾患として，肝硬変を含めた肝機能障害を持つ．また，細菌の発育環境が整う6～11月に，関東を含めた西側，特に九州での発症報告が多い．診断には季節性，地域性を踏まえたうえで，直近の甲殻類や魚介類の摂取歴，海水曝露歴を聞き出すことが重要である．

⑵抗菌薬の選択

感受性パターンにもより，見解は一定していない．米国IDSAガイドラインでは，ドキシサイクリンに加えて，セフトリアキソンあるいはセフォタキシムの併用を推奨している[10]．しかし，本邦にはドキシサイクリンの点滴薬がない．セフォタキシムは腎排泄性で，極量は1日12gである（サンフォード）．一方，セフトリアキソンは肝排泄性で半減期が長いのが特徴である．

・ミノサイクリン
　　1回100mg　1日2回静注
・セフォタキシム
　　1回2g　　　1日6回静注　2剤を併用する

・ミノサイクリン
　　1回100mg　1日2回静注
・セフトリアキソン
　　1回2g　　　1日2回静注　2剤を併用する

c）エロモナス感染症
⑴細菌学的特徴[14]

エロモナス属は，グラム陰性桿菌・通性嫌気性菌で，菌体の一端に1ないし数本の鞭毛を有する．ブドウ糖を分解し，ガスや酸を産生する．

表5．ビブリオとエロモナスの比較

	Vibrio vulnificus	Aeromonas hydrophila Aeromonas sobria
細菌学的性状	グラム陰性桿菌 通性嫌気性菌	グラム陰性桿菌 通性嫌気性菌
増殖可能な食塩濃度	0.5～8% 至適濃度は2～3%	0～3% 食塩非要求性
生息域	汽水～海水	淡水～汽水，土壌
増殖可能な温度	15～43℃ 至適温度は37℃	2～45℃ 低温でも増殖可能

注：汽水は，海水と淡水が混在する状態を指す．海水の塩分濃度は約3.5%である．

河川，湖沼などの淡水中および泥土，土壌に常在する細菌であり，魚介類からも分離される．また，沿岸地域からも分離されるが菌数は淡水中よりも少なく，海水中で広く生息するVibrio属菌とは自然界での生息分布が異なる（表5）．食塩非要求性で，3%食塩存在下では生育できない（参考：海水の塩分濃度は約3.5%）．生育可能温度は2～45℃で加熱には弱く，55℃，2分で死滅する．一方，4℃でも増殖可能な好冷菌である．

エロモナスによる主な感染症は腸管感染症で，その症状は，胃腸炎，下痢，腹痛で，散発例が多くを占める．本菌によって起こされる下痢症は比較的軽症で，特別な治療はしなくても自然治癒することが多い．

エロモナスのうち，Aeromonas hydrophilaおよびAeromonas sobriaは壊死性軟部組織感染症の原因菌となることが知られている．健常人でも報告があるが，肝疾患や担癌患者などの易感染患者の報告が多い．迅速なデブリードマン，さらには患肢切断を行っても，短時間で死に至る例もある．経口感染が主とされているが，創傷が感染経路となることもある．また，エロモナスは様々な水環境に生息するため，Vibrioと比べて感染経路が特定できないことも多い．

エロモナスによる壊死性軟部組織感染症は，一般にVibrio vulnificus感染症に比べて致死率が高いとされており，TsaiらはVibrio 60例，Aeromonas 31例の致死率は，それぞれ10.0%，32.3%であったと報告している[15]．

(2) 抗菌薬の選択

感受性パターンにもより，見解は一定していない．カルバペネムに耐性を持つ場合があるため注意が必要となる．米国 IDSA ガイドラインでは，ドキシサイクリンに加えて，シプロフロキサシンあるいはセフトリアキソンの併用を推奨している[10]．

- ・ミノサイクリン
  1回 100 mg　1日2回静注
- ・シプロフロキサシン
  1回 400 mg　1日2回静注　2剤を併用する

- ・ミノサイクリン
  1回 100 mg　1日2回静注
- ・セフトリアキソン
  1回2g　　1日2回静注　2剤を併用する

さいごに

壊死性軟部組織感染症において，抗菌薬の選択はもちろん重要である．しかし，抗菌薬投与はあくまで治療の一部であり，特に外科的治療の介入に遅れがでないことが，さらに重要であることを忘れてはならない．

文　献

1) Stevens DL, Bryant AE：Necrotizing Soft-Tissue Infections. *N Engl J Med*, **377**：2253-2265, 2017.
2) Anaya DA, Dellinger EP：Necrotizing Soft-Tissue Infection：Diagnosis and Management. *Clin Infect Dis*, **44**：705-710, 2007.
3) 盛山吉弘：壊死を伴う皮膚・軟部組織感染症の臨床診断名について．日皮外誌，**20**：154-155, 2016.
4) 盛山吉弘：どこまで切除する？　壊死性筋膜炎とガス壊疽の緊急デブリードマン．日皮会誌，**128**(4)：575-579, 2018.
5) Nawijin F, Smeeing DPJ, Houwert RM, et al：Time is of the essence when treating necrotizing infections：a systematic review and meta-analysis. *World J Emerg Surg*, **15**(4), 2020.
6) Wong CH, Chang HC, Pasupathy S, et al：Necrotizing fasciitis：clinical presentation, microbiology, and determinants of mortality. *J Bone Joint Surg Am*, **85A**：1454-1460, 2003.
7) Haywood CT, McGeer A, Low DE：Clinical experience with 20 cases of group A streptococcus necrotizing fasciitis and myonecrosis：1995-1997. *Plast Recontr Surg*, **103**(6)：1567-1573, 1999.
8) 盛山吉弘：壊死性筋膜炎の早期診断．皮膚病診療，**38**(1)：12-19, 2016.
9) Urbina T, Razazi K, Ourghalian C, et al：Antibiotics in Necrotizing Soft Tissue Infections. *Antibiotics(Basel)*, **10**：1104, 2021.
10) Stevens DL, Bisno AL, Chambers HF, et al：Practice guidelines for the diagnosis and management of skin and soft tissue infections：2014 update by the Infectious Diseases Society of America. *Clin Infect Dis*, **59**(2)：e10-52, 2014
11) 盛山吉弘：レンサ球菌による皮膚軟部組織感染症．日皮会誌，**130**(11)：2361-2366, 2020.
12) 盛山吉弘，荒木祐一，関谷芳明ほか：β溶血性レンサ球菌による壊死性筋膜炎・2011 年から 2015 年における自験例9例と本邦報告例のまとめ．日皮会誌，**126**(10)：1929-1938, 2016.
13) 三好伸一：ビブリオ・バルニフィカス感染．化学療法の領域，**29**(7)：72-77, 2013.
14) 高橋栄造：エロモナス感染症．化学療法の領域，**29**(7)：96-99, 2013.
15) Tsai YH, Huang TY, Kuo LT, et al：Comparison of Surgical Outcomes and Predictors in Patients with Monomicrobial Necrotizing Fasciitis and Sepsis Caused by *Vibrio vulnificus, Aeromonas hydrophila*, and *Aeromans sobria. Surg Infect (Larchmt)*, **23**(3)：288-297, 2022.

MB Derma, 325：27-33, 2022.

◆特集／まずはここから！皮膚科における抗菌薬の正しい使い方

Ⅱ. 感染症
梅 毒

山口麻里*

Key words：梅毒(syphilis)，梅毒脂質抗体検出法(serological test for syphilis：STS)，rapid plasma reagin test(RPR)法，Treponema pallidum Latex Agglutination(TPLA)法，ヤーリッシュヘリクスハイマー反応(Jarisch-Herxheimer 反応)

Abstract 梅毒は近年世界的に大流行しており，本邦でもいまだその最中にある．The great imitator の異名を持つ梅毒は，時間経過とともに症状の出現消退を繰り返し，かつその症状も非常に多彩であるため，現代においては日常診療内で積極的にその可能性を疑い検査を行うことが重要である．検査および診断にあたっては，梅毒血清反応(STS 法(RPR)，TP 抗原法)が有用であり，特に最近ではその自動化法による測定が推奨されている．梅毒の治療にはペニシリン系抗菌薬(アモキシシリンもしくはベンジルペニシリンベンザチン水和物)が第1選択となる．なお神経梅毒や眼梅毒は病期に関わらず合併し得るため，注意が必要である．また，梅毒患者は他性感染症を合併していることも多いため，梅毒診断時にはその確認も行ったほうが良い．

病原体および歴史，疫学

梅毒とは，スピロヘータの1種，直径 0.1〜0.2 μm，長さ 6〜20 μm のらせん状構造を持つ，微好気性グラム陰性桿菌である梅毒トレポネーマ(*treponema mallidum*：TP)による感染症である．皮膚の微細な傷や粘膜から侵入し，感染局所で特有の病変を形成(第1期梅毒)した後，速やかに血行性に全身に散布され様々な全身症状(第2期梅毒)を引き起こし，経過とともに複雑な進行形態を呈していく．

主に性行為および類似行為によって感染し，その感染率は約30%と言われる[1]．他に胎盤を介した母から児への垂直感染も起こり得る．医療者の針刺し事故での血液感染でもその感染リスクがこれまで言われていたが，現在においては針刺し事故による梅毒感染の可能性は極めて低いとされる．なお妊娠中の梅毒は，早期に適切な治療を受ければ垂直感染リスクを1〜2%にまで低減させ

ることができるが，無治療ならばそのリスクは70%以上である[2]．現在梅毒は，すべての妊婦がその妊娠初期検査の対象となっている．

梅毒は感染症法の第5類感染症に分類され，診断した医師は保健所を通して7日以内に都道府県知事に全例届け出る必要がある．

梅毒の起源は明確でないが，コロンブスの新大陸発見(1492年)後からヨーロッパに広がったとする説が有力である．1494〜1495年にヨーロッパで初の梅毒アウトブレイクがイタリアにて報告されており[3]，それから20年足らずの16世紀初頭には日本にも伝来したと言われている．江戸時代においては約半数にも及ぶ庶民が感染していたとも言われ，いかに梅毒が蔓延・流行していたのかが伺える．当時はもちろん抗菌薬が存在せず，梅毒は治療法がない不治の病として人々に恐れられ，多くの死者や障害に苦しむ人々を生み出した．

1928年にアレクサンダー・フレミング博士によって世界初の抗菌薬であるペニシリンが発見された[4]．この大発見により，それまで猛威をふるっていた梅毒に対し人々は対抗する力を手に入

* Mari YAMAGUCHI，〒700-8607 岡山市北区青江 2-1-1 岡山赤十字病院，医長

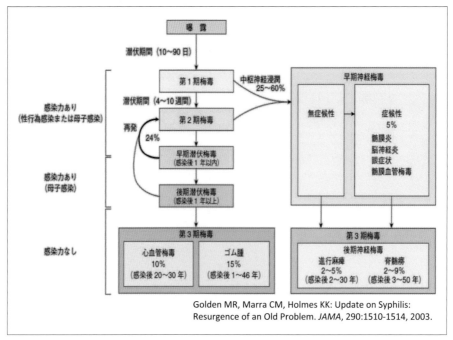

図 1. 免疫応答正常者における「梅毒」の自然経過

（文献 6 より引用）

れ，その患者数は激減することとなった．そして今もなおペニシリンは梅毒治療における最重要な役割を担っている．

　本邦では第二次世界大戦後にペニシリンが導入され梅毒患者数は激減した．以後長きにわたって1,000 人以下の発生数となっていたが，しかし，2013 年以降から急速に増加し，2013 年には 1,228 件であった報告数が 2018 年には 7,000 件を超えるまでに至った．

　この近年の患者増加の原因として考えられている仮説には，① インバウンド（外国人観光客の訪日旅行）増加に伴う海外からの流入説，② SNS を通じた出会いの変化による影響説[5]などがある．

　なお 2014 年頃までは一部の MSM（men who have sex with men，男性同性間性的接触者）コミュニティにおける流行が主だったが，2015 年以降は異性間性的接触者の男女間で広く流行するようになった．これはつまり，もはや梅毒が特定のコミュニティに限られた感染症ではなく，一般の日常生活中の性的活動のなかで容易に感染し得る病気になっているということである．

　年齢に着目すると，男性では 20～40 歳代，女性では 20 歳代前半に感染者が多く，近年この若年女性における流行が先天梅毒に繋がり得ることが憂慮すべき事態となっている．

臨床症状

　梅毒は非常に多彩な臨床症状を呈するうえに，無症候期と症候期を繰り返す．そのため，"the great imitator（偽装の達人）"の異名を持つ．症状があるものを顕性梅毒と呼ぶ．症状があっても典型的なものでないこともしばしばであり，梅毒の可能性を常に念頭に置いておくことが診断に繋がる鍵となる．無治療梅毒の経過を図 1 に示す．

1．第 1 期梅毒

　感染後 TP は侵入部位で増殖し，その局所で約3 週間後（10～90 日後）に 1 期病変を形成する．性器が多いが，口腔粘膜や肛門，手などに病変がみられることもある．硬結（初期硬結（図 2）やびらん・潰瘍（硬性下疳（図 3））であり，これらは自覚症状を欠くことが多い．そして上記から少し遅れて，所属リンパ節腫脹（無痛性横痃）も伴うが，これはしばしば無痛性である．これらの病変は治療の有無に関わらず通常数週間で自然消退する．

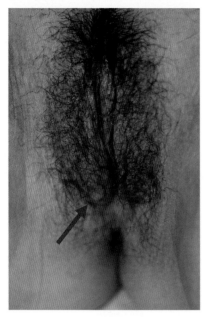

図 2. 初期硬結

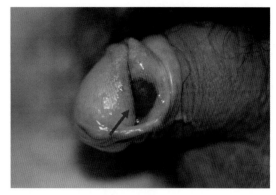

図 3. 硬性下疳

2. 第 2 期梅毒

TP は全身に血行性に散布し，4〜10 週間の潜伏期を経て 2 期症状をきたす．発熱や全身倦怠感，全身リンパ節腫脹のほか，皮疹(梅毒性ばら疹(図4)，丘疹性梅毒(図 5)，梅毒性乾癬(図 6)，梅毒性脱毛など)や粘膜疹，肝機能障害や腎機能低下などを引き起こし得る．皮疹は手掌足底にも出ることが多く，これが梅毒感染を疑う契機となることも多い．これらの症状はステロイドなどによる治療への反応は乏しい一方で，未治療でもそのうち自然消退する．

なお，粘膜病変部には TP が多数存在し，感染源として非常に重要である(oral sex でも感染のリスクが十分あるということは必ず知っておくべきであり，患者にもその指導が必要である)．

感染から 1 年以上経過すると TP 量は減少し，感染源としてのリスクは少なくなる．そこで，感染から 1 年までを早期梅毒，2 年以降を後期梅毒と分類される．ただし，母子感染，つまり先天梅毒は後期梅毒でも生じ得る点に注意が必要である．

無治療のまま経過すると，症状の出現・寛解を繰り返しながら進行し，年余を経てやがて第 3 期梅毒へと移行する．

3. 第 3 期梅毒

抗菌薬が汎用される現代において第 3 期梅毒まで至ることは稀であるが，無治療のまま何年も経過すると，皮膚や皮下に結節や潰瘍(ゴム腫)を生じる．また脊髄癆や進行麻痺，動脈瘤などもきたし得る．これらは不可逆的な病変であるため，それまでに治療が望まれる．

4. 神経梅毒

神経梅毒は晩期梅毒症状と誤認されがちだが，実際は第 1〜2 期の時点で TP は高率(25〜60％)に中枢神経に浸潤する[6]．HIV 合併症例でそのリスクはより高まるが，健常人でも十分起こり得るという点に注意が必要である．眼梅毒も同様であり，自覚症状がある患者はもちろん，駆梅経過が良好でない患者らについてはその精査を検討する必要がある．

診 断

先述の通り梅毒は非常に多彩な症状をとり，その症状自体も出現と自然消退を繰り返すため，日常診療においては常にその可能性を念頭に置き疑う姿勢が極めて重要である．そのうえで検査を行いさえすれば発見は容易である．

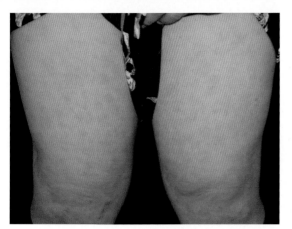

図 4. 梅毒性ばら疹

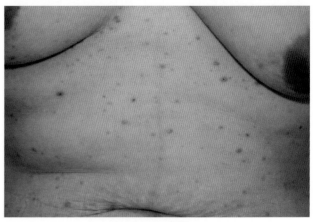

図 5. 丘疹性梅毒

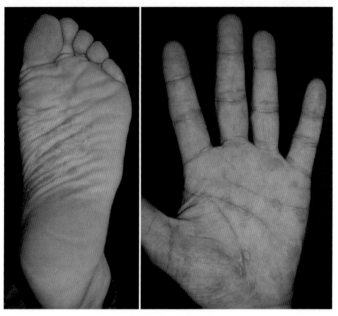

図 6. 梅毒性乾癬

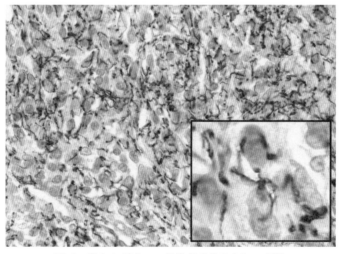

図 7. 抗トレポネーマ抗体免疫染色（リンパ節）

梅毒の検査法には ① 菌体(TP)の存在を証明, ② 梅毒血清反応がある.

① 菌体(TP)の存在を証明

- 墨汁法, パーカーインク法
- PCR法(T. Pallidum を検出) ※保険未収載. 可能施設が限られる.
- 病理組織標本での免疫染色(図7), Warthin-Starry 染色

病変部から直接 TP を検出しその存在を証明できれば梅毒診断は可能であるが, TP は分離培養が困難である. そこで上記3つの方法がある. だが先述の通り, 梅毒は症候期と無症候期を繰り返し, 無症候期にその存在を証明することは容易ではない.

② 血清学的診断

日常の診療現場で最も広く用いられている, 梅毒診断の中心的な検査法である. 症状がない潜伏梅毒でも診断が可能である. だが感染から間もない時期, つまり抗体が陽性になるまでの window period に注意が必要であり, その可能性が疑われる場合には2〜4週間程度期間をおいてからの再検を検討するべきである.

a) 非トレポネーマ検査

カルジオリピン抗原に対する抗体を検出する検査(脂質抗原法: serological test for syphilis (STS))であり, rapid plasma reagin test(RPR)法, venereal disease research laboratory(VDRL)法がある. 我が国で施行可能な検査はRPRのみである. 治療に反応して低下するため, 活動性感染の有無と治療効果判定に利用される. 妊娠や膠原病, 肝疾患, 悪性腫瘍, 高齢などで生物学的偽陽性となり得ることに注意が必要である.

b) トレポネーマ検査

TP の菌体タンパク質を抗原とした特異抗体を検出する検査(TP抗原法)であり, その検出のための凝集反応に用いる物質によって複数種類がある.

- Treponema pallidum hemagglutination (TPHA)法 （赤血球）

表 1. 梅毒血清反応の解釈

STS法(RPR)	TP抗原法	結果の解釈
−	−	非梅毒 梅毒感染初期
+	−	生物学的偽陽性 梅毒感染初期 （※倍数希釈法）
+	+	梅毒 梅毒治癒後の抗体保有
−	+	梅毒治癒後の抗体保有 梅毒感染初期 TP抗原法の偽陽性(稀)

- Treponema pallidum particle agglutination (TPPA)法 （ゼラチン）
- Treponema pallidum latex agglutination (TPLA)法 （ラテックス）

※最後の括弧内は凝集に用いる物質

他に, 凝集反応ではなく間接蛍光抗体法で特異抗体を検出する方法もあり, それは fluorescent treponemal antibody absorption(FTA-ABS)法という.

TP抗原法は感染により一度陽性化すると, 治療の有無に関わらず長期に陽性が持続する.

梅毒の診断は, 基本的にこの両者(RPR, TP抗原法)の組合せで判断する(表1). RPR, TP抗原法いずれも陽性ならば梅毒感染はまず間違いない. 注意を要するのはいずれか一方が陽性の場合である. というのも, これまではRPRが先に陽性化し, 遅れて TP抗原法が陽性化していた. しかし近年, 検査法が鋭敏になり TP抗原法がIgM抗体まで拾うようになったため, TP抗原法が先に陽性化する, もしくはRPRとほぼ同時に陽性化するようになった. なので, RPR 陰性, TP抗原法陽性のパターンはこれまでは梅毒既感染を意味していたが, 現在では梅毒感染極初期の可能性があるため, それを念頭に置き必要に応じて2〜4週間ほど期間をおいての再検を検討するべきである.

これらの検査には, これまでは倍数希釈法(検査技師が手作業で行い, 目視で判定する)が長く用いられてきたが, 近年は自動化法(自動測定器もしくは専用機での定量検査)が普及している. 倍数希釈法では判定誤差が生じ得る一方で, 自動

表 2. 梅毒の治療

※アレルギーなど特別な理由がない限り，第一選択のペニシリンを用いる．	
第1選択	アモキシシリン1回500 mg 1日3回4週投与
第2選択	ミノサイクリン1回100 mg 1日2回4週投与
第3選択	スピラマイシン1回200 mg 1日6回4週投与

(日本性感染症学会：梅毒診療ガイド. 2018. より)

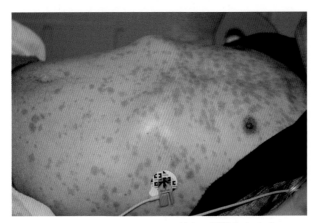

図 8. Jarisch-Herxheimer 反応で増強した皮疹

化法では測定誤差が少ないうえ連続した数値での結果が得られ，細かい変動を捉えることができるため，梅毒診療ガイド（2018年日本性感染症学会作成）では自動化法の使用が推奨されている[7]．

なお感染症発生動向調査における梅毒の無症状病原体保有者の届け出基準では，RPR が16以上の場合が対象となっている．顕性梅毒では，抗体価によらず提出が必要である．

梅毒の治療効果判定には，RPR と TP 抗体を約4週間ごとに測定していく．RPR が自動化法で治療前の1/2（倍数希釈法ならば1/4）を下回れば治療成功，治癒と判定する．TP 抗体の低下はその成功を支持する所見である．この経過中，基本的に同一の試薬を用いて検査を行う．治癒判定後も定期的に検査を行い，再発・再感染がないか経過観察が求められる．治療がうまくいかない場合は，患者の服薬コンプライアンスの確認や神経梅毒の存在を検討することが必要である．なお RPR はある程度の割合で低値のまま陽性となり続ける症例もあり，必ずしも最終的に陰性化するとは限らない点には留意したほうが良い．

治 療

梅毒治療の中心は，豊富な治療実績があり，耐性菌の報告がないペニシリン製剤である．世界的にはベンザチンペニシリンの単回筋肉内注射が標準治療であるが，本邦では昭和30年代にペニシリンアレルギーによる死亡例が生じて以降，その使用はできない状況が長きに続いた．そこで日本性感染症学会の梅毒診療ガイド（2018年）ではアモキシシリン（1回500 mg 1日3回4週間投与）の内服治療が基本とされている（表2）[7]．

ペニシリンアレルギーなどでペニシリン製剤を使用できない場合はテトラサイクリン系製剤を使用する．CDC ではデータが豊富なドキシサイクリンが推奨されているが，本邦では保険適用外である．代わりに本邦ではミノサイクリン（1回100 mg 1日2回4週間投与）を用いる．妊婦の場合はテトラサイクリン系の投与が禁忌となるため，ペニシリンアレルギーがある場合はスピラマイシン（1回200 mg 1日2回4週間投与）が選択される．

なお早期神経梅毒の治療を重視してアモキシシリンにプロベネシドを併用して血中濃度を高める方法を勧める意見もある．明らかな神経梅毒や眼梅毒がある場合には，ベンジルペニシリンカリウムの点滴静注を10〜14日間行う．

2022年1月にステルイズ®（ベンジルペニシリンベンザチン水和物）が日本でファイザー株式会社から発売された．ステルイズ®は，早期梅毒に対しては1回，後期梅毒に対しては週に1回，計3回の筋肉注射を行うだけで治療効果が期待できることから，これまで4週間という長期内服がアドヒアランスの面で問題となり得た点をクリアしている．本邦においても今後の梅毒治療の中心的役割を担うことが期待される．

なお，梅毒治療開始から24時間以内に発熱，頭痛，倦怠感，皮疹の増強などを生じることがある．これは Jarisch-Herxheimer 反応（図8）と呼ばれ，早期で比較的起きやすい．急速に大量の菌が死滅することに対する一過性の生体反応である．治療

開始前に患者にその可能性を伝えておいたほうが良い.

他の性感染症の合併

梅毒患者はしばしば他の性感染症を合併している. 特にHIVの合併があると駆梅がスムーズにいかないこともあるうえ, そもそもHIV/AIDSが重症化する前の早期治療介入が求められる. 筆者の外来では, 梅毒診断時にはHIV, B型肝炎, C型肝炎, クラミジア, 淋菌, トリコモナス, 子宮頸がんなどについて, 泌尿器科や産婦人科と連携してスクリーニング検査を行うようにしている.

文 献

1) Rockwell DH, Yobs AR, Moore MB Jr : The TUSKGEE Study of Untreated Syphilis : The 30th Year of Observation. *Arch Intern Med*, 114 : 792-798, 1964.
2) Workomski KA, et al : U.S. Department of Health and Human Services. Centers for Disease Control and Prevention : Sexually Transmitted Diseases Treatment Guidelines. 34-48, 2015.
3) Farhi D, Dupin N : Origins of syphilis and management in the immunocompetent patient : facts and controversies. *Clin Dermatol*, 28 : 533-538, 2010.
4) 水野泰孝 : 梅毒. 小児内科, 52(10) : 1463-1467, 2020.
5) 鈴木陽介 : SNSによる「出会いの変化」が梅毒増加の原因か? 現代性教育研究ジャーナル, 98 : 1-5, 2019.
6) Goldern MR, Marra CM, Holmes KK : Update on syphilis : resurgence of an old problem. *JAMA*, 290 : 1510-1514, 2003.
7) 日本性感染症学会梅毒委員会梅毒診療ガイド作成小委員会 : 梅毒診療ガイド 2018. http://jssti.umin.jp/pdf/syphilis-medical_guide.pdf(2022年4月アクセス)

MB Derma，325：34-40，2022．

◆特集／まずはここから！皮膚科における抗菌薬の正しい使い方

Ⅱ．感染症
皮膚非結核性抗酸菌症

山口さやか*

Key words：皮膚非結核性抗酸菌症（cutaneous nontuberculous mycobacterial infections），*Mycobacterium marinum*，*Mycobacterium chelonae*，*Mycobacterium hemophilum*，*Mycobacterium abscessus*

Abstract 皮膚非結核性抗酸菌症の患者数は，世界的に増加傾向にある．*M. haemophilum* は免疫抑制状態の患者でみられることが多いが，菌種によっては必ずしも日和見感染ではなく，外傷や手術創，留置カテーテルなどに感染する．スメア検査，病理検査，抗酸菌培養を行い原因菌を同定する．必ずしも検査の陽性率は高くなく，各種検査を組み合わせ，場合によっては繰り返す必要がある．また，結核菌特異的な検査であるインターフェロン-γ遊離検査では *M. marinum* 感染でも陽性になり，結核菌・MAC 核酸検出検査で *M. intracellulare* が検出された場合は *M. haemophilum* の可能性があるなど，検査の特徴を知っていれば参考にできる．いずれかの検査で非結核性抗酸菌感染の所見があれば，菌の同定を待たずに治療を開始する．治療は耐性菌予防の観点から，多剤併用療法を行う．

はじめに

皮膚抗酸菌感染症は，原因菌種により皮膚結核，非結核性抗酸菌症，ハンセン病の3つに分類される．日本では皮膚結核やハンセン病患者は減少しており，特にハンセン病は日本人での発症は非常に稀であるが，対照的に非結核性抗酸菌症の患者数は増加傾向にある．

非結核性抗酸菌の種類・分類

抗酸菌は非常に多彩であり，亜種を含め，現在約200種類が同定されている[1]．そのうちヒトへ病原性を示す主な非結核性抗酸菌は十数種類ほどである．非結核性抗酸菌は，発育至適温度（通常37℃，菌種によっては30℃または42℃）で1週間以内に発育するものを迅速発育菌，それ以上の日数を要するものを遅発育菌と扱う（表1）．

これまでに同定された非結核性抗酸菌のうち

表 1．皮膚科領域における主な非結核性抗酸菌

迅速発育菌	遅発育菌
M. abscessus group	*M. avium* complex（MAC）
M. abscessus	*M. avium*
M. bolletii	*M. intracellulare*
M. massileinse	*M. kansasii*
M. fortuitum group	*M. marinum*
M. fortuitum	*M. ulcerans*
M. porcinum	*M. haemophilum*
M. peregrinum	*M. xenopi*
M. chelonae	*M. simiae*
M. mucogenicum	*M. malmoense*
M. smegmatis	

95％は環境菌であり，主に土壌や川などの自然環境中に生息し，都市の処理水，下水システム，プール，温水浴槽，家畜，野生動物，牛乳や食品などからも検出される．抗酸菌は疎水性の細胞壁を持ち，殺菌剤や抗菌薬，重金属に対して耐性があり，またプラスチック，シリコン，ゴム，ガラス，金属表面などでバイオフィルムを形成するため，洗浄や消毒が不十分なフットバスやシャワー，医療機器などを介して感染することがある[1]．

* Sayaka YAMAGUCHI，〒903-0215 沖縄県中頭郡西原町上原 207 琉球大学皮膚科学教室，講師

2018 年，抗酸菌の分類について，分子遺伝学的・生化学的分類法により，*Mycobacterium* 属から，*Mycobacterium* 属，*Mycobacteroides* 属，*Mycolicibacterium* 属，*Mycolicibacillus* 属，*Mycolicibactor* 属の 5 分類が提案され[2]，正式な機関ではこれら新しい属名が使用されている．しかし，臨床分野からは属名の変更は混乱を招くという意見もあり，一般的には従来通り *Mycobacterium* 属が使用されていることが多い．本稿でも *Mycobacterium* 属として記載する．

抗酸菌の感染経路は，皮膚や粘膜がほとんどであり，感染部位は肺が最も多い．非結核性抗酸菌症は，国や地域によって罹患率や原因菌種の頻度に違いがあるが，世界的に *M. avium* complex (MAC，*M. avium* と *M. intracellulare*)を代表とした非結核性抗酸菌症が増加している．日本でも 2007 年から 2015 年では，結核の罹患率の低下に代わり，肺非結核性抗酸菌症の発症率は 2.6 倍になっており，顕著に増加している[3]．

皮膚非結核性抗酸菌症の臨床症状

炎症性の結節や潰瘍，外傷後や手術創の感染で，抗菌薬治療に反応しない場合など，非結核性抗酸菌症を疑う．

皮膚や軟部組織への直接接種，深在性感染巣からの局所伝播，血行性播種によるものがある．直接接種の場合，外傷や手術創などから感染するが，外傷の既往がないこともある．臨床病型は皮膚限局型，皮膚リンパ管型，播種型に分けられる．皮膚リンパ管型は列状に，飛び石状に結節性の皮膚病変が連なる．免疫状態が低下している患者では，皮膚リンパ管型や播種型に移行しやすい．紅斑，結節，皮下膿瘍，潰瘍，瘻孔など多彩な皮疹を呈し緩徐に進行する．原則，非結核性抗酸菌はヒトからヒトへ感染することはない．

皮膚非結核性抗酸菌症の疫学

1980 年以降の 30 年間の米国 2 施設のデータでは，皮膚非結核性抗酸菌症は約 3 倍に増加してい

る[4]．免疫不全症候群(AIDS)，ステロイドや免疫抑制剤，抗がん剤などの使用など，易感染患者での発症が増加していると考えられる．

本邦での皮膚非結核性抗酸菌症は，結核のように届出義務や定点報告の対象ではないため，正確な統計データはない．1969～1996 年までの 27 年間の皮膚非結核性抗酸菌症の症例報告は 251 症例で[5]，2000～2021 年までの 22 年間では，581 症例であった(表 2)．日本でも皮膚非結核性抗酸菌症も増加傾向であることが示唆される．最も頻度の高い原因菌は *M. marinum* で以前と変わりないが，近年は *M. chelonae* の割合が増え，さらに非常に稀とされていた *M. haemophilum* の報告が増えている．

皮膚非結核性抗酸菌症の検査

1．スメア検査

病理検査や抗酸菌培養検査を行う際に，スメア(塗抹)検査も同時に行う．チールニールゼン法と蛍光法などがあり，蛍光法が観察までの時間が短く，また見落としの頻度が低いとされる(図 1)．

2．病理検査

病理所見は，極早期には非特異的な化膿性炎症を呈し，その後，組織球が増加し，類上皮細胞性肉芽腫，Langhans 型巨細胞，乾酪壊死が混在するようになる．抗酸菌染色による菌の検出率は低く，*M. marinum* 感染症における組織の抗酸菌染色陽性率は 33.3% との報告があり[6]，抗酸菌染色が陰性でも抗酸菌感染は否定できない．

3．抗酸菌培養，感受性検査

抗酸菌培養には 2～4 週間を要し，抗酸菌それぞれで至適温度などの培養条件や発育速度などが異なる．培養を繰り返すことや，組織を細かく刻んで培地に摂取するなどの工夫で分離率が上がる．

抗酸菌培養陽性の検体の同定は，DNA-DNA hybridization 法にて行っていたが，近縁で区別できない菌種があった．近年は菌種固有の蛋白質の質量ピークパターンから同定する MALDI-TOFMS 法が主流となっており，189 菌種の抗酸

表 2. 日本の皮膚非結核性抗酸菌症　原因菌の推移

1969〜1996 年(27 年間)		2000〜2021 年(22 年間)	
原因菌	患者数累計 人(%)	原因菌	患者数累計 人(%)
M. marinum	161(64.1%)	*M. marinum*	180(31.0%)
M. fortuitum	26(10.4%)	*M. chelonae*	162(27.9%)
M. avium complex	19(7.6%)	*M. abscessus*	72(12.4%)
M. chelonae	18(7.2%)	*M. fortuitum*	55(9.5%)
M. abscessus	11(4.4%)	*M. haemophilum*	15(2.6%)
M. kansasii	9(3.6%)	*M. intracellulare*	10(1.7%)
M. gordonae	2(0.8%)	*M. avium complex*	10(1.7%)
M. peregrinum	1(0.4%)	*M. massiliense*	9(1.5%)
M. scrofulaceum	1(0.4%)	*M. kansasii*	7(1.2%)
M. smegmatis	1(0.4%)	*M. mageritense*	5(0.9%)
M. vaccae	1(0.4%)	*M. gordonae*	5(0.9%)
M. shinshuense	1(0.4%)	*M. peregrinum*	4(0.7%)
合　計	251	*M. scrofulaceum*	4(0.7%)
		M. szulgai	4(0.7%)
		M. immunogenum	2(0.3%)
		M. smegmatis	2(0.3%)
		M. farcinogenes	1(0.2%)
		M. shinshuense	26(4.5%)
		不　明	8
		合　計	581

（文献 5 より引用）

（筆者作成，医中誌調べ）

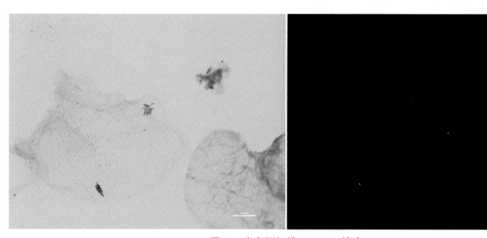

図 1. 病変部組織のスメア検査　　　　　　　　　　　　a│b
　　a：チールニールゼン染色
　　b：蛍光法

菌が同定可能である．抗酸菌培養で菌が分離され
れば，感受性検査を行う．

**4．インターフェロン-γ遊離検査(T-SPOT，
　　クオンティフェロン)**

　ヒト型結核菌蛋白(ESAT-6, CFP-10)を抗原と
して，血液中の T リンパ球を刺激しインターフェ

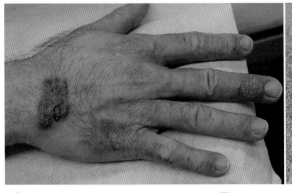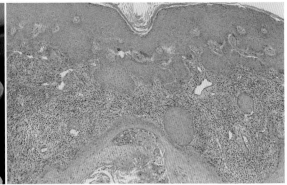

図 2. *M. marinum* 感染症
a：手背と中指に紅斑性の局面あり
b：表皮肥厚，偽癌性増殖，密な炎症細胞浸潤（HE 染色）

ロン-γ 産生量を測定するクオンティフェロン法と，もしくはインターフェロン-γ 産生細胞数を測定する T-SPOT 法がある．BCG 菌はこれらの抗原蛋白を欠くため，検査結果は BCG 接種の既往に影響されない．本来，ヒト結核菌への特異的検査であるが，結核以外にも，*M. marinum*, *M. kansasii*, *M. szulgai*, *M. gordonae* でも抗原蛋白を産生するため，これらの感染でも陽性になる[7]．結果が出るまでに通常 3 日ほどであり，特異的な検査ではないが，*M. marinum* を疑う場合に参考所見として有用である．

5．結核菌・MAC 核酸検出検査（コバス Taq-Man MAI）

結核菌，*M. avium*, *M. intracellulare* のそれぞれに特異的なプローベを用いたリアルタイム PCR 検査で，迅速（所要時間 3.5 時間）で感度が高いが，*M. intracellulare* が *M. leprae* や *M. haemophilum* と交差することが明らかとなった[8)9]．*M. haemophilum* は通常の培養条件では培養されにくく，*M. leprae* は人工培養はできないため，特に，コバス Taq-Man MAI 検査で *M. intracellulare* 陽性で，かつ抗酸菌培養陰性の場合は，*M. haemophilum* や *M. leprae* の可能性を考慮する．

皮膚非結核性抗酸菌症の治療

皮膚非結核性抗酸菌症では，抗酸菌が起因菌として検出された場合，菌同定を待たずに治療を開始する．耐性化を予防するためにも原則，多剤併用療法を行う．テトラサイクリン系，ニューキノ

ロン系，マクロライド系，アミノグリコシド系抗菌薬，抗結核薬から 2〜3 剤を併用する．分離同定後，薬剤感受性試験の結果を参考に治療薬を見直す．ただし，薬剤感受性結果と臨床効果が相関しないこともあることに留意する．病変が限局している場合や難治性の場合は，外科的切除も考慮する．

菌種別の特徴と治療

1．*M. marinum*（図 2）

世界中の淡水・海水に存在する．遅発育菌であるが，培養条件や接種する菌量が多ければ，1 週間以内に発育することもある．至適発育温度は 22〜33℃ で 37℃ では増殖しない．そのため，体表温度が低く外傷を受けやすい手や前腕に好発する．皮膚非結核性抗酸菌症で最も頻度が高い．罹患者の 8 割が熱帯魚飼育者や魚取扱者で，半数に何らかの外傷歴がある[10]．手指，手背，前腕などに炎症性結節や潰瘍の所見がある場合，魚を扱う職業か，自宅の水槽の有無を聴取し，当てはまる場合は，*M. marinum* 感染症を疑う．

以前はプール肉芽腫とも呼ばれ，プール使用者で集団発生することがあったが，塩素処理により発症しなくなった．

テトラサイクリン，マクロライド，エタンブトール，リファンピシン，スルファメトキサゾール・トリメトプリム（バクタ®），に感受性がある[5)11]．他の抗酸菌とは異なり，耐性菌はこれまで報告されておらず，単剤で治療されている症例も

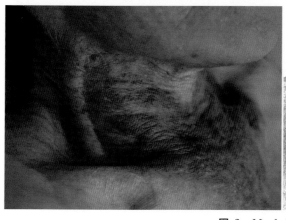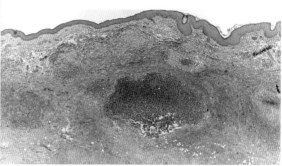

図 3. *M. chelonae* 感染症

a : 前頸部全体の紅斑性局面
b : 真皮内の膿瘍，周囲の肉芽腫，密な炎症細胞浸潤（HE 染色）

a | b

多いが，耐性菌予防のために多剤併用療法を推奨するという意見もある．投与期間は，2〜6 か月間を目安とし，病変が多発している場合や，深部まで及んでいる場合などは，少なくとも 2 剤は併用し，投与期間も長めがよいと考える．*M. marinum* については薬剤感受性検査は通常必要なく，難治性の場合にのみ行う．

2. *M. chelonae, M. abscessus, M. fortuitum*（図 3）

いずれも迅速発育菌である．土壌・水・塵埃など環境中の至る所に存在する．外傷や術後の創部，タトゥー，脂肪溶解注射，鍼治療，フットバスなどで感染する[12]．海外では *M. abscessus* による注射後膿瘍の報告が多い．いずれも不適切な滅菌や消毒手技が原因と考えられる．

いずれも標準的な抗結核薬のイソニアジド，リファンピシン，ピラジナミド，エタンブトール，ストレプトマイシンには耐性がある．薬剤感受性は菌株により異なるため，培養陽性後の薬剤感受性結果を参考に治療薬の変更を考慮する．

マクロライド系（クラリスロマイシン，アジスロマイシン），キノロン系（シプロフロキサシン，レボフロキサシン），テトラサイクリン系（ミノサイクリン，ドキシサイクリン），スルファメトキサゾール・トリメトプリム（バクタ®）から 2 剤もしくは 3 剤を併用する[11]．

M. chelonae, M. abscessus は至適発育温度が低く，薬物療法に加えカイロを用いた温熱療法の併用が有効であった報告もある．

3. *M. haemophilum*（図 4）

近年，HIV 感染，臓器移植後，リンパ腫，関節リウマチ，SLE 患者，抗 TNF-α 抗体製剤使用者などでの報告がある[12]．遅発育菌で，至適発育温度は 30℃ と低く，鉄複合体含有の培地を用いる必要があり，通常の条件では培養されにくい．上記疾患を合併している患者などの場合，通常の培養の他に本菌を狙った条件の培養も並行して行う．

治療法は報告例が少なくまだ確立されていない．1 施設 10 症例のにおける *M. haemophilum* 感染症の治療経験から，マクロライド（クラリスロマイシン），フルオロキノロン，リファンピシン，ドキシサイクリンなどから 2〜3 剤を併用することが推奨されている[13]．治療効果をみながら変更も考慮する．

4. *Mycobacterium avium* complex : MAC

M. avium と *M. intracellulare* は，生化学的性質や臨床症状が類似していることから，合わせて *Mycobacterium avium* complex と呼ぶ．遅発育菌である．人獣共通感染症の原因菌であり，土や水などの環境中に存在し，容易にエアロゾル化する．本邦の肺非結核性抗酸菌感染症の 82.8% を占めるが，皮膚領域では比較的稀である[5]．術後創，外傷，フットバスの使用，ワックス脱毛，24 時間風呂が感染に関与したと考えられる報告がある[5]．

抗結核薬のイソニアジドやピラジナミドは耐性，リファンピシンは静菌的にしか働かず，現時

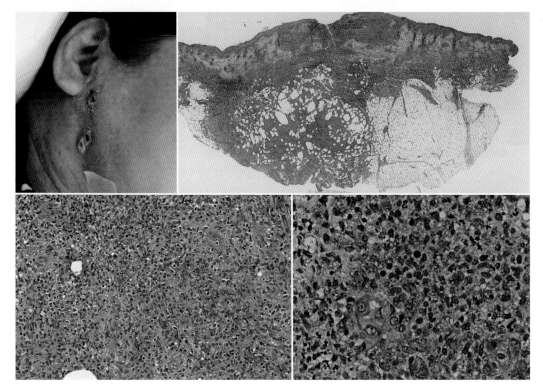

図 4. *M. haemophilum* 感染症
　a：耳前部に痂皮が付着した結節，潰瘍あり
　b：真皮から脂肪織に細胞浸潤あり(HE 染色)
　c：類上皮細胞，巨細胞からなる肉芽腫(HE 染色，脂肪織の拡大像)
　d：肉芽腫内に多数の赤色桿菌(チールニールゼン染色)

点で殺菌的な薬剤はない[4]．肺感染症に準じて治療し，クラリスロマイシン，リファンピシン，エタンブトールの 3 剤を併用する．多剤併用は，耐性菌予防のためだけではなく，抗菌力増強の目的がある．

5．*M. ulcerans*, *M. shinshuense*

　ブルーリ潰瘍といわれる *M. ulcerans* とその近縁の *M. shinshuense* による感染症である．露出部に多く，丘疹や紅斑から始まり，潰瘍化する．菌が産生する炎症抑制作用のあるマイコラクトン毒素により，病変部の皮膚潰瘍面での疼痛や熱感などの炎症症状が乏しい．そのため西アフリカなどの流行地において医療機関への受診が遅れ，関節拘縮などの後遺症を残すことが問題となる．感染経路は，ダム，沼地，河川などの水環境が示唆されている．日本では 1980～2020 年までに 76 例の報告があり，すべての症例で *M. shinshuense* が同定されている．

　本邦ではリファンピシン，レボフロキサシン，クラリスロマイシンの 3 剤併用が推奨されている[14]．壊死組織がある場合はデブリドマンを行う．

文　献

1) Forbes BA, Hall GS, Miller MB, et al：Practical Guidance for Clinical Microbiology Laboratories：Mycobacteria. *Clin Microbiol Rev*, **31**：e00038-17, 2018.

2) Gupta RS, Lo B, Son J：Phylogenomics and Comparative Genomic Studies Robustly Support Division of the Genus *Mycobacterium* into an Emended Genus *Mycobacterium* and Four Novel Genera. *Front Microbiol*, **9**：67, 2018.

3) 倉島篤行：7 年ぶりに行われた肺非結核性抗酸菌症 全国調査結果について. Kekkaku, **90**：605-606, 2015.

4) Wentworth AB, Drage LA, Wengenack NL, et al：Increased Incidence of Cutaneous Nontuber-

culous Mycobacterial Infection, 1980 to 2009：A Population-Based Study. *Mayo Clin Proc*, **88**：38-45, 2012.

5）斎藤　肇：非結核性抗酸菌の基礎と臨床，医薬ジャーナル社，pp. 421-451，508-530，548-560，2015.

6）Wu TS, Chiu CH, Yang CH, et al：Fish Tank Granuloma Caused by Mycobacterium marinum. *PloS One*, **7**：e41296, 2012. PMID：22911774.

7）Chen Y, Jiang H, Zhang W, et al：Diagnostic Value of T-SPOT. TB Test in Cutaneous Mycobacterial Infections. *Acta Derm Venereol*, **98**：989-990, 2018.

8）Lefmann M, Moter A, Schweickert B, et al：Misidentification of Mycobacterium leprae as Mycobacterium intracellulare by the COBAS AMPLICOR M. intracellulare Test. *J Clin Microbiol*, **43**：1928-1929, 2005.

9）Nishikawa R, Yamada Y, Kanki H, et al：Case of Mycobacterium haemophilum misdiagnosed as Mycobacterium intracellulare due to one base insertion on the bacterial genome. *J Dermatol*,

45：64-66, 2018.

10）Johnson MG, Stout JE：Twenty-eight cases of Mycobacterium marinum infection/retrospective case series and literature review. *Infection*, **43**：655-662, 2015.

11）Gonzalez-Santiago TM, Drage LA：Nontuberculous Mycobacteria skin and soft tissue infections. *Dermatol Clin*, **33**：563-577, 2015.

12）Lindeboom JA, Bruijnesteijn van Coppenraet LE, van Soolingen D, et al：Clinical Manifestations, Diagnosis, and Treatment of Mycobacterium haemophilum Infections. *Clin Microbiol Rev*, **24**：701-707, 2011.

13）Tyner HL, Wilson JW：Fifteen-year clinical experience with Mycobacterium haemophilum at the Mayo Clinic：A case series. *J Clin Tuber Other Mycobact Dis*, **28**：26-32, 2017.

14）Sugawara M, Ishii N, Nakanaga K, et al：Exploration of a standard treatment for Buruli ulcer through a comprehensive analysis of all cases diagnosed in Japan. *J Dermatol*, **42**：588-595, 2015.

MB Derma, **325**：41-56, 2022.

◆特集／まずはここから！皮膚科における抗菌薬の正しい使い方

Ⅲ．非感染症
非感染症皮膚疾患における抗菌薬の使い方

大日輝記*

Key words：抗菌薬（antibiotics），ジアフェニルスルホン（diaphenylsulfone, DDS, dapsone），テトラサイクリン（tetracyclines），マクロライド（macrolides），抗炎症作用（antiinflammatory（anti-inflammatory）effect），NET, neutrophil extracellular trap，リードスルー（readthrough）

Abstract 感染症とは，特定の病原体の感染により所見を生じる一連の疾患群を指す．病原体は通常，コッホの4原則によって特定される．この原則で病原体を特定できない疾患は感染症から除外される．皮膚科学領域では，各種の抗菌薬が，感染症以外の疾患の治療に古くから用いられてきた．非感染症皮膚疾患の治療に用いられる代表的な抗菌薬として，ジアフェニルスルホンなどのサルファ剤や，ミノサイクリンなどのテトラサイクリン系抗菌薬などが挙げられる．機序は必ずしも十分明らかにされているとはいえないが，考えられる作用は，①抗炎症作用，②病巣感染の現病巣への作用，③リードスルー作用の3つに大別できる．本稿では，これらの3つの作用の概要を示したうえで，前半で非感染症皮膚疾患の治療に用いられる抗菌薬を紹介し，後半で，特に抗菌薬を用いた炎症性皮膚疾患の治療について，疾患別に解説する．

はじめに

　特定の病原体の感染により，特定の所見を生じる状態を感染症と呼ぶ．独立疾患としての感染症では，通常，「コッホの4原則」によってその病原体を特定できる．コッホの4原則とは以下の通りである．

①ある一定の病気には，一定の微生物が見出されること．

②その微生物を分離できること．

③分離した微生物を，感受性のある動物に感染させた場合，同じ病気を起こさせることができること．

④その病巣部から，同じ微生物が分離されること．

　この原則で病原体を特定できない疾患は感染症に含めない．例えば，尋常性痤瘡では，*Cutibacterium acnes*（*C. acnes*）が優位にみられるものの，

　C. acnes は元々，毛包脂腺系に最も優位な常在菌の1つであり，通常は感染症に含めない．化膿性汗腺炎や脂漏性皮膚炎も同様である．

　一方で，抗菌活性を持たない用量のドキシサイクリンが痤瘡に対して治療効果を持つことは知られており，米国医薬食品局でも承認されている．さらに，サルファ剤のジアフェニルスルホン（DDS）は，そもそも病原体の関与が考えにくい類天疱瘡や血管炎の治療に以前から用いられ，本邦でもその効能，効果は保険収載されている．

　このように，皮膚科学領域では，各種の抗菌薬が，感染症以外の疾患の治療に古くから用いられてきた．

　非感染症皮膚疾患に対する抗菌薬の効能，効果の機序は必ずしも十分明らかにされているとはいえない．現時点で考えられる作用は，①抗炎症作用，②病巣感染の現病巣への作用，③リードスルー作用の3つに大別できる（表1）．

　本稿では続いて，前半で抗菌薬別に，非感染症皮膚疾患での効能，効果を紹介する．後半で，特

* Teruki DAINICHI，〒761-0793 香川県木田郡三木町池戸1750-1 香川大学医学部皮膚科学，教授

表 1. 非感染症皮膚疾患に対する抗菌薬の効能，効果

作 用	分 類	機 序	薬 物	代表的な疾患
抗炎症作用	サルファ剤	好中球阻害(ペルオキシダーゼ阻害，走化性阻害，接着阻害，リソソーム阻害，NET阻害)	ジアフェニルスルホン(DDS)	類天疱瘡群，血管炎，じんま疹，色素性痒疹
			スルファメトキサゾール・トリメトプリム	多発血管炎性肉芽腫症
			サラゾスルファピリジン	(関節リウマチ，炎症性腸疾患)*
	テトラサイクリン	好中球阻害(走化性阻害，ROS産生阻害，MMP阻害，FGFR2b経路阻害)	ドキシサイクリン，ミノサイクリン	水疱性類天疱瘡，痤瘡，酒皶
	マクロライド	好中球阻害(走化性阻害，ROS産生阻害，MMP阻害，FGFR2b経路阻害)，シトクロムP450阻害	クラリスロマイシン	(慢性副鼻腔炎)*
			アジスロマイシン	(嚢胞性線維症，非嚢胞性線維症気管支拡張症，閉塞性細気管支炎，慢性閉塞性肺疾患)*
			ロキシスロマイシン	痤瘡 (慢性副鼻腔炎)*
	リンコマイシン	好中球抑制，単核球・ケラチノサイト・脂腺細胞の活性化抑制	クリンダマイシン	痤瘡，化膿性汗腺炎
	ニューキノロン	単核球・ケラチノサイト・脂腺細胞の活性化抑制	ナジフロキサシン	痤瘡
	リファマイシン	?	リファンピシン	化膿性汗腺炎
	抗原虫薬	抗原プロセッシング・抗原提示阻害，タンパク成熟阻害，受容体リサイクル阻害，TLR9活性化阻害，ホスホリパーゼA2阻害	ヒドロキシクロロキン	全身性エリテマトーデス
		ROS産生阻害	メトロニダゾール	酒皶，酒皶様皮膚炎
	抗寄生虫薬	マクロファージの活性化抑制，PGE$_2$産生阻害	イベルメクチン	酒皶
		?	プラジカンテル	
	抗真菌薬	ステロイド合成阻害	ケトコナゾール	脂漏性皮膚炎
病巣感染の現病巣への作用	マクロライド	現病巣への抗菌作用	クラリスロマイシン，ロキシスロマイシン	掌蹠膿疱症
リードスルー作用	アミノグリコシド	リボソームに作用，tRNAの結合精度を下げる	ゲンタマイシン	遺伝性皮膚疾患

*皮膚疾患以外

FGFR2b：fibroblast growth factor receptor-2b，MMP：matrix metalloprotease，NET：neutrophil extracellular trap，PGE$_2$：prostaglandin E$_2$，ROS：reactive oxygen species，TLR9：Toll-like receptor-9，tRNA：transfer RNA

に抗炎症作用による治療について，疾患別に解説する．

非感染症皮膚疾患に用いられる抗菌薬

1．サルファ剤(sulfa drugs, sulfonamides)

サルファ剤の歴史はペニシリンより古い．細菌の葉酸合成を阻害し，静菌的に作用する[1)2)]．ST合剤のスルファメトキサゾール・トリメトプリムがよく用いられる．外用薬のスルファチアジン銀

は，銀の殺菌作用と壊死組織への補水が主な効能で，サルファ剤としての効果は小さいと考えられる．

a）ジアフェニルスルホン(diaphenylsulfone (DDS)，ダプソン(dapsone))

1908年に染料の開発過程で合成されたサルファ剤である．1930年代以降，他のサルファ剤とともに，結核やハンセン病の治療に用いられるようになった．現在，抗菌薬としての使用は *Myco-*

bacterium leprae(らい菌)によるハンセン病の治療に限られている[3)4)].

皮膚科学領域では，1953年にジューリング疱疹状皮膚炎の治療に用いられて以来，自己免疫性水疱症や血管炎，好中球性皮膚症など，多彩な非感染症疾患に用いられている[3)]（表2）.

DDSは経口投与の2〜6時間後に最高血中濃度に達する．親油性で細胞移行性が高い．半減期は24〜30時間と長く，血中に1か月は留まる．肝で代謝されて水溶性となり尿中に排泄される[4)].

副作用として溶血性貧血，メトヘモグロビン血症が量依存性に起こる．投与中に頭痛や倦怠感，チアノーゼがみられた場合，メトヘモグロビン血症を疑う．白血球減少や血小板減少を含む血球減少も知られている．その他，悪心，食欲不振などの消化器症状，肝障害，末梢神経障害がある．また，薬剤性過敏症症候群（DIHS）の原因薬の1つでもある[3)4)].

妊婦への投与は禁忌とはされていないが，他のサルファ剤では催奇形性が認められている．ヒト母乳中への移行と哺乳中の児の溶血性貧血が報告されている.

1975年，ヨウ化カリウムの塗布で生じる無菌性膿疱の出現がDDSの外用で抑えられることが報告され，抗菌作用に依存しない抗炎症作用が生体で初めて客観的に示された[5)]．好中球抑制が主な作用と考えられるものの，その機序については必ずしも十分にはわかっておらず，アップデートも進んでいない.

好中球抑制作用について，以下の4つの機序が考えられてきた[3)4)]．第1に，好中球や好酸球のペルオキシダーゼの阻害による組織傷害の軽減が挙げられる．第2に，ケモカインのインターロイキン（IL）-8の放出や機能の抑制による好中球の遊走能の阻害が考えられる．第3に，細胞接着の阻害が考えられる．DDSはN-formyl-methionyl-leucyl-phenylalanine刺激によるβ2インテグリン（CD11b/CD18）を介した好中球の細胞接着を *in vitro* で抑制する．第4に，好中球のリソソームの

安定化やリソソーム酵素の阻害作用も報告されている.

さらに近年，サルファ剤がneutrophil extracellular trap（NET）と呼ばれる好中球独自の細胞死を抑制することが報告された[6)]．NETは様々な慢性炎症に関わることが知られており，DDSの抗炎症作用の1つとして注目される.

b）スルファメトキサゾール・トリメトプリム（sulfamethoxazole-trimethoprim：ST）

スルファメトキサゾールは日本で創製された．細菌のDNA合成に必須のテトラヒドロ葉酸の合成経路をトリメトリウムとともに阻害する．広範囲の好気性グラム陽性菌および好気性グラム陰性菌に抗菌作用を持つ．ニューモシスチス肺炎の治療に用いられる[1)2)]．多発血管炎性肉芽腫症に対する効果が知られており[7)]，特に寛解維持に有効であることがランダム化試験で示されている[8)].

表2．ジアフェニルスルホン（DDS）が用いられる非感染症皮膚疾患

自己免疫性水疱症	水疱性類天疱瘡 粘膜類天疱瘡 後天性表皮水疱症 ジューリング疱疹状皮膚炎 線状IgA水疱性皮膚症 天疱瘡 IgA天疱瘡
血管炎・じんま疹	IgA血管炎 持久性隆起性紅斑 顔面肉芽腫 白血球破砕性血管炎 じんま疹様血管炎 慢性じんま疹 遅発性圧じんま疹
好中球性皮膚症	化膿性汗腺炎 壊疽性膿皮症 Behçet病 Sweet病 角層下膿疱症 膿疱性乾癬 尋常性痤瘡
その他	皮膚エリテマトーデス 水疱性エリテマトーデス 脂肪織炎 再発性多発軟骨炎 後天性皮膚弛緩症

（文献3より）

c）サラゾスルファピリジン（Salazosulfapyri-
dine：SASP）

抗炎症薬の 5-アミノサリチル酸と，抗菌薬のスルファピリジンを結合させた構造を持つ．関節リウマチが感染症と考えられていた時代，抗リウマチ薬として開発された．その後，潰瘍性大腸炎やクローン病などの炎症性腸疾患でも有効性が明らかとなった．腸内細菌により 5-アミノサリチル酸とスルファピリジンに分解され，5-アミノサリチル酸が抗炎症作用を発揮する．今日では，5-アミノサリチル酸単独の各種製剤化も進んでいる．皮膚科学領域で用いられることは通常ないが，粘膜類天疱瘡の難治性皮膚粘膜病変に有効であったとの報告がある[9]．

2．テトラサイクリン系抗菌薬（tetracyclines）

細菌のリボゾームの 30S サブユニットに作用してタンパク合成を阻害することで静菌的に作用する．グラム陽性球菌，グラム陰性桿菌，リケッチア，クラミジアまで幅広い抗菌スペクトルを有する．皮膚科領域ではマダニ刺傷に関連するリケッチア感染症に用いられる[1)2)]．

カルシウムなどの金属イオンのキレート作用を持つため，副作用として，歯牙を変色させたり，骨成長に影響を及ぼしたりする．したがって妊婦では禁忌であり，小児でも注意を有する．

抗炎症作用の機序の解明は必ずしも進んでいないものの，好中球への直接作用が示唆されている[10]．1974 年，低濃度のテトラサイクリンが *Mycoplasma pneumoniae* による白血球の走化性促進を抑制することが報告された[11]．また，DDSと同様，ヨウ化カリウムの塗布で生じる無菌性膿疱の出現を抑制する[5]．さらに 1983 年，テトラサイクリンの内服，外用のいずれも好中球の走化性を抑制することが示された[12]．痤瘡に関連して，テトラサイクリンとエリスロマイシンは最小発育阻止濃度（MIC）以下の条件で *C. acnes* のリパーゼ産生を *in vitro* で抑制する[13]．また，*C. acnes* は多核白血球の走化性因子を培養上清中に産生する．各種の抗菌薬について，MIC 以下の各種抗菌

薬と培養した *C. acnes* の培養上清の走化性を評価したところ，テトラサイクリン，ミノサイクリン，エリスロマイシンは好中球の走化性を低下させた一方，アンピシリンでは影響がなかった[14]．*In vivo* でも，ヒトの角質をモルモットに皮内注射する炎症性痤瘡のモデル動物で，テトラサイクリンやエリスロマイシンの全身投与が炎症を抑えた[15]．

好中球への作用機序として，第 1 に，活性酸素種（ROS）の産生抑制が示されている[16)17)]．*In vitro* で多核白血球をチモザンで刺激すると ROS を産生する．テトラサイクリン，ミノサイクリン，エリスロマイシン，ドキシサイクリンは ROS の産生を抑制した一方，ペニシリンやクロラムフェニコール，ストレプトマイシンでは効果がなかった．第 2 に，matrix metalloprotease（MMP）に対する阻害作用が示唆されている[18]．MMP は各種の組織炎症の誘導に関わるプロテアーゼで，上皮細胞や線維芽細胞が産生する．テトラサイクリンは，遺伝子発現，前駆体から成熟体への活性化，そして成熟体の活性調節の 3 つの段階で MMP の阻害にはたらくと考えられる．MMP の遺伝子発現は fibroblast growth factor receptor-2（FGFR2）経路の活性化で亢進する．尋常性痤瘡では FGFR2 経路の活性化が観察されており，テトラサイクリンは FGFR2b 経路の活性化を抑えることで MMP の発現を低下させ，炎症を抑制する可能性がある．

好中球以外に対する作用として，肉芽腫形成の抑制作用が観察されている．末梢血単核球を用いた *in vitro* での肉芽腫形成モデルで，テトラサイクリン，ドキシサイクリン，ミノサイクリンでは濃度依存性の抑制効果がみられたのに対して，アンピシリン，メトロニダゾール，エリスロマイシン，クリンダマイシンでは効果がなかった[19]．テトラサイクリンは内皮細胞株による C-X-C motif chemokine ligand（CXCL）8，CXCL1 の産生も抑える[20]．また，ミノサイクリンはケラチノサイト細胞株の HaCaT によるレチノイン酸の分解を抑制する[21]．さらに，ミノサイクリンは，ヒト皮膚

培養組織で，抗炎症性メディエーターである α-メラノサイト刺激ホルモン（α-MSH）の産生を促進させる[22]．また，痤瘡に関して，p300 ヒストンアセチルトランスフェラーゼの活性阻害を介して脂腺細胞株の脂質産生を抑制する[23]．

a）テトラサイクリン（tetracycline：TC）

1953 年に発見された．経口でのみ用いられる[1]．

b）ドキシサイクリン（doxycycline：DOXY）

抗菌スペクトラムは本質的にテトラサイクリンと同じで，半減期が長いため，よく使用される[1]．酒皶を対象としたランダム化試験で，抗菌作用を期待できない量である 40 mg/日のドキシサイクリンの内服をメトロニダゾールの外用に併用することで有意な効果がみられた[24]．低用量の単独投与の効果は尋常性痤瘡を対象としたランダム化試験でも示された[25]．米国では低用量での使用が尋常性痤瘡で医薬食品局（FDA）に承認された．さらに，水疱性類天疱瘡でも，単独投与の効果がランダム化試験で示されている[26]．

c）ミノサイクリン（minocycline：MINO）

テトラサイクリン系抗菌薬のなかでは，特にメチシリン耐性黄色ブドウ球菌（MRSA）感染症の治療に用いられる．ハンセン病の治療に用いられることもある[1,2]．炎症後色素沈着を促進するため注意を要する[27]．

3．マクロライド系抗菌薬（macrolides）

細菌のリボゾームの 50S サブユニットに作用してタンパク合成を阻害することで静菌的に作用する．1952 年にエリスロマイシンが発見され，その後，胃酸に分解されやすい欠点を克服した，ニューマクロライドと呼ばれる一連の半合成抗菌薬が開発された．グラム陽性球菌，グラム陰性桿菌のほか，嫌気性細菌，またクラミジアやマイコプラズマなどの非定型細菌にも作用する[1,2]．

副作用として，エリスロマイシンは消化器症状や静注後の血栓性静脈炎を起こすことがあるが，クラリスロマイシンやアジスロマイシンでは通常少ない．一方，QT 延長や心室性頻拍が報告されている．

マクロライドの抗炎症作用は，囊胞性線維症や慢性閉塞性肺疾患（COPD）などの慢性炎症性肺疾患に対するアジスロマイシンの効果が複数のランダム化試験で示されてきた[28]．本邦では，ロキシスロマイシンやクラリスロマイシンが慢性副鼻腔炎に対して用いられる[29]．

In vivo での検討で，エリスロマイシンもヨウ化カリウムの塗布で生じる無菌性膿疱の出現を抑制する[5]．またテトラサイクリンと同様，モルモットを用いた炎症性痤瘡のモデルでも炎症を抑える[15]．

マクロライドも抗炎症作用の機序は十分明らかにされていない[10]．機序の 1 つとして，マクロライドでも FGFR2 経路の阻害が示唆されており，エリスロマイシンがレチノイドの代謝抑制を介して FGFR2 経路を阻害すると考えられている[18]．またマクロライドはシトクロム P450 を阻害する．痤瘡ではシトクロム P450 の活性化が増悪因子の 1 つとして考えられており，シトクロム P450 の阻害が抗炎症作用にはたらく可能性も考えられる．

a）クラリスロマイシン（clarithromycin：CAM）

エリスロマイシンの誘導体として開発されたニューマクロライドである．薬物血中濃度時間曲線の曲線下面積（AUC）が大きく，組織移行性も高いため頻用される．酸に安定で，*Helicobacter pylori* の除菌にも他の抗菌薬との組み合わせで用いられる．本邦では多用されており，耐性菌も問題となる[1,2]．本邦では抗炎症効果を期待して慢性副鼻腔炎に用いられるほか，掌蹠膿疱症で，病巣感染の現病巣に対する抗菌作用を介して，炎症の軽減を期待した投与がなされることがある．

b）アジスロマイシン（azithromycin：AZM）

3 日間の経口投与で抗菌薬としての効果が 1 週間持続する[1,2]．慢性炎症性肺疾患で複数のランダム化試験がある[28]．急性痘瘡状苔癬状粃糠疹に有効であったとの報告がある[30,31]．ジベルばら色粃糠疹ではランダム化試験で有効性がみられなかった[32]．

c）ロキシスロマイシン(roxithromycin：RXM)

本邦や欧州で使用されるニューマクロライドである．米国では使用されないため，米国の各種の抗菌薬の使用指針には登場しない．本邦では慢性副鼻腔炎に用いられるほか，痤瘡や慢性膿皮症などの疾患で，抗菌作用に加え，抗炎症作用を期待した投与がなされることがある．

4．リンコマイシン系抗菌薬(lincomycins)

細菌のリボゾームの50Sサブユニットに結合してタンパク合成を阻害する[1)2)]．クリンダマイシンclindamycin(CLDM)が幅広く用いられる．グラム陽性菌，嫌気性菌，マイコプラズマに有効で，MRSAにも用いられる．外用が尋常性痤瘡に適応がある．

抗菌作用に加え，抗炎症作用が *in vitro* で示されている．クリンダマイシンは敗血症の患者から採取した活性化した好中球の酸化反応と貪食能を抑制した一方，健常人由来の好中球でこの作用はみられなかった[33)]．また，*C. acnes* の死菌で刺激した末梢血単核球からのIL-12およびインターフェロン(IFN)-γの産生や，*in* IFN-γとIL-1βで刺激したケラチノサイトの炎症性メディエーターの産生も抑える[34)]．さらに，ハムスターの脂腺細胞の脂腺分泌やプロスタグランジン(PG)E$_2$，MMP-2の産生も抑える[34)35)]．一方，活性酸素のヒドロキシラジカルに対して抗酸化作用を持つ[36)]．*In vivo* でも，クリンダマイシンのマウスへの腹腔投与が，完全アジュバント(CFA)の足底皮下注射による腫脹やTNF，CXCL1の産生を抑える[37)]．

5．ニューキノロン系抗菌薬(quinolones)

細菌のトポイソメラーゼを阻害し，DNA複製機構を停止させる[1)2)]．グラム陽性菌・陰性菌，非定型細菌などに対して幅広く強い抗菌力を持つ．シプロフロキサシン，レボフロキサシンが多用される．ナジフロキサシン(nadifloxacin：NDFX)の外用が尋常性痤瘡に適応がある．クリンダマイシンと同様，抗菌作用に加えて抗炎症作用が示されており，末梢血単核球やケラチノサイトの炎症性

メディエーターの産生，脂腺細胞の活性化を抑える[34)35)]．

6．リファマイシン系抗菌薬(rifamycins)

細菌のRNAポリメラーゼを阻害することによって作用する[1)2)]．リファンピシン(rifampicin：RFP)が結核治療の中心的な標準治療薬として用いられる．抗炎症作用を期待して，リファンピシンとクリンダマイシンとの併用が化膿性汗腺炎に用いられ[38)]，病変部の組織培養でTNF，IL-1βなどの炎症性サイトカインの産生を抑制する[39)]．一方で，非ランダム化試験であるが，クリンダマイシン単剤でもリファンピシンとの併用と同等以上の効果がみられたことから，リファンピシンの効能について議論が残されている[40)]．

7．アミノグリコシド系抗菌薬(aminoglycosides)

細菌のリボゾームの30Sサブユニットに作用してタンパク合成を阻害することで殺菌的に作用する[1)2)]．抗結核薬のストレプトマイシンやカナマイシンが含まれる．ゲンタマイシン(gentamicin：GM)はグラム陰性桿菌に強い抗菌力を持ち，緑膿菌にも作用する．他の抗菌薬との併用で用いられることが多い[1)2)]．皮膚科学領域では外用で頻用される．

副作用として，全身投与では比較的高頻度に腎毒性と耳毒性を伴う．腎毒性は5〜10%の患者にみられ，高齢者などのハイリスク患者では50%に達する．通常可逆的で，薬剤を中止すれば腎機能は正常に戻る．

アミノグリコシドは，複数の遺伝性疾患で表現型を回復させる効果が知られている．体細胞突然変異により，遺伝子の本来の終始コドンの手前に終始コドンが生じると，その遺伝子の転写産物が不完全なmRNAとして分解されたり，翻訳産物が機能を持たない不完全なペプチド断片として生じたりすることがある．これを未成熟終止コドン(premature termination codons)と呼ぶ．一方で，ある条件下では一定の確率で，未成熟終始コドンを読み飛ばす現象(リードスルー現象)が起こる．

リードスルーが起こると，ある遺伝子に未成熟終始コドンが生じても，その遺伝子がコードするタンパクは正しく発現できる．アミノグリコシドは，このリードスルーを促進する作用がある[41]．その効果は未成熟終始コドンの数や種類に左右される．

1999年，アミノグリコシドによるリードスルーの誘導が生体で初めて示された．筋ジストロフィーのモデル動物に対して，ゲンタマイシンの皮下注射を行ったところ，筋組織でのジストロフィンの発現レベルが正常の10〜20%にまで回復した[42]．さらに，ゲンタマイシンのリードスルー作用は，囊胞性線維症や，Duchenne型およびBecker型筋ジストロフィーなど，ヒトの遺伝性疾患でも確認された[41]．

皮膚疾患では，色素性乾皮症C群の細胞で，ゲンタマイシンにより XPC 遺伝子の発現レベルが回復し，ピリミジンダイマーや6-4光産生物の修復が促進することが示された[43]．さらに，長島型掌蹠角化症，単純型および栄養障害型表皮水疱症，Hailey-Hailey病，遺伝性単純型乏毛症などの疾患で，ゲンタマイシンの外用，局所投与または全身投与による治療が試みられている[44]．

アミノグリコシドによるリードスルーの促進の機序として，翻訳の際，アミノグリコシドがリボソームに作用することで，リボソーム内で3つ組コドンの3′側（A部位）にtRNAが結合する際の相補性の精度を下げることが示唆されている[41]．

8．抗原虫薬・抗寄生虫薬（antiparasitics）

a）ヒドロキシクロロキン（hydroxychloroquine）

南米に分布するキナノキに含まれるキニーネはマラリアの治療薬として1600年代から知られていた．クロロキンやヒドロキシクロロキンはキニーネの誘導体として開発された．熱帯熱マラリア原虫は現在，ほとんどの地域でクロロキン耐性を獲得している．三日熱マラリア原虫，四日熱マラリア原虫，卵形マラリア原虫ではまだクロロキン耐性が少ない．原虫の膜タンパクに対する作用を含め，多面的に抗原虫作用を発揮すると考えられている[45]．組織移行性が高く，組織中の半減期は40〜50日とされる．ゆっくりと蓄積し，3，4か月で均衡状態に達して効果を発揮する[46][47]．

クロロキンは不可逆的な視力障害を高率に起こすため本邦では使用されていない．虹彩や脈絡膜に蓄積し，9割以上の患者でクロロキン網膜症をきたす．黄斑部が変性し，中心視力が低下する．ヒドロキシクロロキンでもそのリスクは1%未満〜数%とされているため，投与前および投与後の定期的な網膜症のスクリーニング検査が推奨されている[48]．

抗炎症作用が古くから知られている．1894年，全身性エリテマトーデスの患者の円板状皮膚病変に対する効果が初めて報告された[47]．本邦では全身性エリテマトーデスの皮膚病変，および皮膚エリテマトーデスに適応がある．米国では，多形日光疹や日光じんま疹，晩発性皮膚ポルフィリン症などのいわゆる光線皮膚症にも適応がある．また適応はないが，各種の肉芽腫性疾患，脂肪織炎，口腔扁平苔癬にも用いられることがある[46][47]．

抗炎症作用の機序も多面的とされ，十分明らかにされていない[46]．リソソームへ移行することでpHを上げるため，抗原のプロセッシング，抗原提示を阻害することで免疫抑制に働くほか，各種サイトカインを含む様々な炎症性メディエーターの成熟や各種受容体のリサイクルも阻害すると考えられ，幅広い種類の免疫細胞の機能を抑制する．特に，エンドソーム内のToll様受容体（TLR）であるTLR9の活性化を抑えることが機序として注目されている．その他，脂質メディエーターのホスホリパーゼA2阻害，紫外線吸収作用，抗凝固作用，脂質降下作用，血糖降下作用も知られる[46]．

b）メトロニダゾール（metronidazole：MNZ）

1950年代に抗原虫薬として発見され，腟トリコモナスやアメーバ赤痢の治療に用いられる．嫌気性菌の電子輸送タンパクによりニトロ基が還元されることでフリーラジカルを形成し，DNAを破

壊することで抗菌活性を持つ[1)2)]．*Bacteroides flagilis* を含むほぼすべての嫌気性グラム陰性菌，*Clostridium difficile* など一部の嫌気性グラム陽性菌，*H. Pylori* など微好気性菌の一部にも抗菌活性を持つ．

酒皶様皮膚炎を含む毛包虫症の治療に内服または外用で用いられる．適用濃度で毛包虫に対する殺虫作用はないが，その代謝産物が殺虫作用を持つ可能性は明らかでない[49)]．*C. acnes* に対する抗菌作用はない[50)]．

さらに，酒皶の治療にも内服または外用で用いられる．好中球の H_2O_2 産生を *in vitro* で抑制することが示されており[51)]，抗炎症作用が寄与している可能性がある．また，不飽和脂肪酸のパルミトレイン酸と協同で，*C. acnes* の増殖抑制に加え，好中球の ROS 産生を抑えることも示されている[52)]．

c）イベルメクチン（ivermectin）

マクロライドに分類される抗寄生虫薬である．フィラリアに有効で，本邦では糞線虫症，疥癬の治療に用いられる．無脊椎動物の膜貫通型 Cl チャネルに結合し，神経細胞や筋細胞の過分極を起こして死に至らせる．イベルメクチンを開発した大村智博士は 2015 年ノーベル医学生理学賞を受賞した．SARS-CoV-2 を含め，複数の抗ウイルス作用についても報告がある[53)]．

外用で酒皶に対する有効性がランダム化試験で示されている[54)]．抗炎症作用が *in vitro, in vivo* で示されている．マクロファージ細胞株でリポ多糖（LPS）刺激による TNF，IL-1β，IL-6 などの炎症性サイトカインや一酸化窒素（PGE_2）などの炎症性メディエーターの産生を抑えるほか，マウスで LPS による致死を抑える[54)]．

d）プラジカンテル（praziquantel）

住血吸虫症などの治療に用いられる．寄生虫の transient receptor potential（TRP）チャネルに結合し，細胞内へのカルシウムの流入を促進して死に至らせる[55)]．外用で酒皶，酒皶様皮膚炎に対する有効性がランダム化試験で示されているが，そ

の機序は必ずしも明らかにされていない[56)57)]．

9．抗真菌薬（antifungals）

ケトコナゾール（ketoconazole：KCZ）はアゾール系のうちのイミダゾール系抗真菌薬である．真菌のシトクロム P450 を阻害することで膜合成を阻害し，殺真菌的に作用する．白癬菌に作用するほか，特にカンジダやマラセチアで MIC が低く効果が高い．脂漏性皮膚炎の治療にも用いられ，また外用や内服が皮膚のマラセチアの菌数を減少させることから，脂漏性皮膚炎で皮膚のマラセチアの関与が示唆されている[58)]．一方で，ヘアレスモルモットで黄色ブドウ球菌や *M. furfur* の死菌の塗布により誘導した皮膚炎も抑えることから，抗菌作用に加えて抗炎症作用も合わせ持つと考えられる[59)60)]．

ケトコナゾールの抗炎症作用の機序の 1 つとして，5-リポキシゲナーゼの阻害を介してロイコトリエン B_4 などの炎症性脂質メディエーターの産生を抑えることが示されている[61)]．さらに，シトクロム P450 阻害を介して，ステロイドの産生を抑える作用を持ち[62)]，ビタミン D3 合成阻害により高カルシウム血症の治療に用いられるほか[63)]，テストステロンなどのアンドロゲンの合成を強く阻害する[28)]．またコルチゾルの産生も抑える[62)]．これらの作用は，脂漏性皮膚炎に対する治療効果に寄与するのかもしれない．

抗菌薬の抗炎症作用による
非感染症皮膚疾患の治療

1．自己免疫性水疱症
a）水疱性類天疱瘡

1986 年にテトラサイクリンとニコチン酸アミドの併用の有効性が報告された[64)]．英国や本邦の診療ガイドラインでも，軽症例での使用やプレドニゾロンとの併用が記載されるようになった[65)66)]．2017 年，ドキシサイクリン 200 mg/日の単剤投与が，プレドニゾロン 0.5 mg/kg/日との比較で，効果で劣らず，安全性で優れていることがランダム化試験で示された[26)]．

ミノサイクリンや DDS の使用も本邦のガイドラインに記載はあるが[66]，質の高い臨床試験はない．ミノサイクリンは後ろ向き研究でドキシサイクリンに劣り[67]，また副作用も多く色素沈着が問題となるため[68]，ドキシサイクリンを用いるのが望ましい．DDS はプレドニゾロンとの併用で，アザチオプリンとプレドニゾロンの併用との比較で効果に有意差がなかった[69]．

b）粘膜類天疱瘡

質の高い臨床試験はないが，水疱性類天疱瘡に準じて，本邦を含む複数の診療ガイドラインでテトラサイクリンが推奨されている[65)66]．オープン試験で，ミノサイクリン[70]，スルファピリジン[71]がそれぞれ有効だったとの報告がある．

c）後天性表皮水疱症

DDS について本邦のガイドラインに記載があるものの[66]，質の高い臨床試験はない．軽症例ではコルヒチンが推奨されている．

d）ジューリング疱疹状皮膚炎

DDS が著効する．質の高い臨床試験はないものの強いコンセンサスがあり，欧州ガイドラインでも推奨されている[72)73]．グルテン過敏性腸症の合併例での除去食以外ではほぼ 1 択である．

e）線状 IgA 水疱性皮膚症

やはり質の高い臨床試験はないが，DDS が推奨されている[74]．

f）抗ラミニン γ1 類天疱瘡

システマティックレビューでは，治療について確認できた 92 例のうち，DDS の使用例が 38 例（41.3%）と多く，テトラサイクリン系抗菌薬が 18 例（19.6%）で使用されている[75]．

g）天疱瘡

プレドニゾロンと DDS の併用で，プレドニゾロンの減量を促進するかどうかランダム化試験が行われたが，有意な効果はなかった[76]．

2．血管炎・じんま疹

a）白血球破砕性血管炎

IgA 血管炎（アナフィラクトイド紫斑，Schön-lein-Henoch 紫斑病），IgM/G 血管炎（アレルギー性血管炎，白血球破砕性血管炎），持久性隆起性紅斑，顔面肉芽腫はいずれも，組織学的には，真皮乳頭層の毛細血管を場とする白血球破砕性血管炎である．IgA 血管炎に対する DDS の有効性がシステマティックレビューで示唆されている[77)78]．また，IgA 血管炎，皮膚の結節性多発動脈炎を対象としたランダム化試験が計画されている[79]．

b）多発血管炎性肉芽腫症

スルファメトキサゾール・トリメトプリムが寛解維持に有効であることがランダム化試験で示されている[8]．

c）じんま疹

特発性慢性じんま疹に対する DDS の有効性がオープンおよびブラインドのランダム化試験で示されており[80)81]，本邦のガイドラインでも推奨されている[82]．

3．好中球性皮膚疾患

a）化膿性汗腺炎，慢性膿皮症

前向き試験でテトラサイクリン，ドキシサイクリン，またクリンダマイシン・リファンピシン併用療法の有効性が示唆されている[83)84]．また，システマティックレビューで DDS の有効性が示唆されている[85]．

b）壊疽性膿皮症

システマティックレビューでは，DDS を用いた 11 の論文があるものの，有効性を示唆する質の高い試験はないと結論づけている[86]．

c）その他

Sweet 病や Behçet 病も好中球性皮膚疾患と考えられるが，現在，実際に抗菌薬が積極的に用いられることはほとんどない．

4．毛包脂腺系疾患

a）尋常性痤瘡

中等症から重症の尋常性痤瘡を対象としたランダム化試験で，抗菌作用を期待できない用量である 40 mg/日のドキシサイクリンの内服単独投与で効果が示されている[25]．0.75% メトロニダゾールの外用は，軽症〜中等症を対象としたランダム化試験で有意な効果が示されていない[87]．

表 3. 抗菌薬の抗炎症作用による治療のエビデンス

領　域	疾　患	治　療	エビデンス レベル*	エビデンス 種　類†
自己免疫性水疱症	水疱性類天疱瘡	テトラサイクリン＋ニコチン酸アミド	C	症例集積研究[64]，GL[65][66]
		ドキシサイクリン	A	RCT[26]
		ミノサイクリン	C	GL[66]，後ろ向き研究[67]
		DDS＋プレドニゾロン	B	RCT[69]
	粘膜類天疱瘡	テトラサイクリン＋ニコチン酸アミド ドキシサイクリン DDS	C	GL[65][66]
		ミノサイクリン	C	GL[66]，オープン試験[70]
		スルファピリジン	C	オープン試験[71]
	後天性表皮水疱症	DDS	C	GL[66]
	ジューリング疱疹状皮膚炎	DDS	B	GL[72][73]
	線状 IgA 水疱性皮膚症	DDS	B	GL[74]
	抗ラミニンγ1 類天疱瘡	DDS	C	システマティックレビュー[75]
	天疱瘡	DDS	X	RCT[76]
血管炎・じんま疹	IgA 血管炎	DDS	C	システマティックレビュー[77][78]
	多発血管炎性肉芽腫症	ST 合剤	A	RCT[8]
	特発性慢性じんま疹	DDS	A	RCT[80][81]，GL[82]
好中球性皮膚疾患	化膿性汗腺炎，慢性膿皮症	テトラサイクリン ドキシサイクリン	C	オープン試験[83]
		リファンピシン＋クリンダマイシン	C	オープン試験[84]
		クリンダマイシン	C	オープン試験[40]
		DDS	C	システマティックレビュー[85]
	壊疽性膿皮症	DDS	X	システマティックレビュー[86]
	Sweet 病	DDS	D	教科書[3]
	Behçet 病	DDS	D	教科書[3]
毛包脂腺系疾患	尋常性痤瘡	ドキシサイクリン	A	RCT[25]
		メトロニダゾール(外用)	X	RCT[87]
	酒皶	メトロニダゾール(外用)	A	RCT[88]
		メトロニダゾール(外用)＋ドキシサイクリン	A	RCT[24]
		クリンダマイシン(外用)	X	RCT[89]
	酒皶様皮膚炎	テトラサイクリン	B	RCT[90]
		メトロニダゾール(外用)	B	RCT[90]
		プラジカンテル(外用)	B	RCT[56]
	成長因子阻害薬による痤瘡様皮疹	ドキシサイクリン(外用)	B	RCT[91]
		ドキシサイクリン(内服)	B	RCT[92]，オープン試験[93]
		ミノサイクリン	B	RCT[92]，オープン試験[93]
		テトラサイクリン	B/X	RCT[92]
		クリンダマイシン(外用)	C	オープン試験[93]
	好酸球性膿疱性毛包炎	ミノサイクリン	C	症例集積研究[94]
		DDS	C	症例集積研究[94]
その他	全身性エリテマトーデス，皮膚エリテマトーデス	ヒドロキシクロロキン	A	RCT[95]~[97]
	色素性痒疹	ミノサイクリン	B	総説[98]
		ドキシサイクリン マクロライド DDS	C	総説[98]
	脂漏性皮膚炎	ケトコナゾール	A	RCT[99]
	ジベルばら色粃糠疹	アジスロマイシン	X	RCT[32]
	アトピー性皮膚炎	ドキシサイクリン	C	オープン試験[100]
	後天性皮膚弛緩症	DDS	C	総説[101]

＊：A(高い)，B(中)，C(低い)，D(非常に低い)，X(効果なし)

†：DDS(ジアフェニルスルホン)，GL(診療ガイドライン)，RCT(ランダム化試験)，ST(スルファメトキサゾール・トリメトプリム)

b）酒 皶

中等症～重症の酒皶を対象としたランダム化試験で，0.75％および1％メトロニダゾール1日1回外用の効果が示されている[88]．ランダム化試験で，メトロニダゾールの外用に加えて，40 mg/日のドキシサイクリンの内服を併用することで，さらに有意な改善効果が示されている[24]．クリンダマイシンの外用は効果がないことが2つのランダム化試験で示されている[89]．

c）酒皶様皮膚炎（口囲皮膚炎）

テトラサイクリン250 mg内服と1％メトロニダゾール外用の有効性を比較するランダム化試験で，ともに有効だがテトラサイクリンがより有効だった[90]．また，駆虫薬のプラジカンテルの外用の効果もランダム化試験で示されている[56]．

d）成長因子阻害薬による痤瘡様皮疹

ドキシサイクリンの外用，ミノサイクリンまたはテトラサイクリンの内服がそれぞれ有効であったとするランダム化試験があるが，テトラサイクリンの内服は効果がなかったという報告もある[91)92]．前向き試験で，クリンダマイシンの外用，ミノサイクリンまたはドキシサイクリンの内服の有効性がそれぞれ示されている[92)93]．

e）好酸球性膿疱性毛包炎

ミノサイクリンやDDSを用いた報告はあるものの限定的である[94]．インドメタシンが著効する．

5．その他の炎症性疾患

a）全身性エリテマトーデス，皮膚エリテマトーデス

ヒドロキシクロロキンの有効性がそれぞれランダム化試験で示されている[95)～97]．

b）色素性痒疹

質の高い臨床試験はないが，ミノサイクリンの内服が第1選択となる[98]．ドキシサイクリンやマクロライド，DDSが用いられることもある[98]．

c）脂漏性皮膚炎

ケトコナゾール外用の有効性がランダム化試験で示されている[99]．

d）ジベルばら色粃糠疹

アジスロマイシンはランダム化試験で効果がみられなかった[32]．

e）その他

オープン試験で，ドキシサイクリンの外用がアトピー性皮膚炎に対して効果があったとの報告がある[100]．後天性皮膚弛緩症に対してDDSが有効で[101]，その機序としてNET阻害が示唆されている[102]．

抗菌薬の抗炎症作用による治療について，疾患別にエビデンスをまとめた（表3）．

おわりに

非感染症皮膚疾患における抗菌薬の使用のほとんどは，その時代の仮説に基づき，あるいは選択肢が限られるなかで絞り出すように，臨床の現場で登場したものと思われる．思いがけない薬効が明らかになったことは，新たな疾患の機序や生命現象の解明にも貢献してきたといえよう．

一方，実際の疾患では，抗菌作用と抗菌作用以外の作用を厳密に分けることは難しいため，生体での真の作用は推測の域を出ないものも含まれる．

特に生体では，微生物叢への影響を無視できない．微生物叢を変えることで治療にはたらく可能性も残される．さらに，長期使用による微生物叢への影響や，耐性菌の出現の可能性は，非感染症皮膚疾患における抗菌薬の使用の「影」の部分として，忘れてはならない．

私たち皮膚科医は，これまでの知見を正しく理解して臨床の第一線で実践し，その一方で，私たち自身もまた，新たな効能の提案者となりうることを十分に意識しつつ臨床に向き合いたい．

文 献

1) Hauser AR：医師のために論じた判断できない抗菌薬の使い方（岩田健太郎監訳），第3版．MED-Si，2019．
2) 黒山政一，小原美江，村木優一：キャラ勉！抗菌

薬データ. 羊土社, 2017.

3) Tidman MJ, Smith CH：Principles of Systemic Therapy：Dapsone. Rook's Textbook of Dermatology(Griffiths C, Barker J, Bleiker T, et al eds), 9th edn. John Wiley & Sons, Inc., New York, pp. 19.13-14, 2016.

4) Maiberger MP, Nunley JR, Wolverton SE：Other Systemic Drugs：Dapsone. Dermatolgy(Bolognia JL, Schaffer JV, Cerroni L, eds), 4th edn. Elsevier Inc., Amsterdam, pp. 2288-2289, 2017.

5) Plewig G, Schopf E：Anti-inflammatory effects of antimicrobial agents：an in vivo study. *J Invest Dermatol*, **65**：532-536, 1975.

6) Yotsumoto S, Muroi Y, Chiba T, et al：Hyperoxidation of ether-linked phospholipids accelerates neutrophil extracellular trap formation. *Sci Rep*, **7**：16026, 2017.

7) DeRemee RA：The treatment of Wegener's granulomatosis with trimethoprim/sulfamethoxazole：illusion or vision? *Arthritis Rheum*, **31**：1068-1074, 1988.

8) Stegeman CA, Tervaert JW, de Jong PE, et al：Trimethoprim-sulfamethoxazole(co-trimoxazole)for the prevention of relapses of Wegener's granulomatosis. Dutch Co-Trimoxazole Wegener Study Group. *N Engl J Med*, **335**：16-20, 1996.

9) Dainichi T, Takeshita H, Moroi Y, et al：Cicatricial pemphigoid with autoantibodies against the laminin 5 gamma 2 subunit. *Eur J Dermatol*, **15**：189-193, 2005.

10) Tidman MJ, Smith CH：Principles of Systemic Therapy：Anti-inflammatory effects of antibiotics. Rook's Textbook of Dermatology(Griffiths C, Barker J, Bleiker T, et al eds), 9th edn. John Wiley & Sons, Inc., New York, pp. 19,43, 2016.

11) Martin RR, Warr GA, Couch RB, et al：Effects of tetracycline on leukotaxis. *J Infect Dis*, **129**：110-116, 1974.

12) Elewski BE, Lamb BA, Sams WM Jr, et al：In vivo suppression of neutrophil chemotaxis by systemically and topically administered tetracycline. *J Am Acad Dermatol*, **8**：807-812, 1983.

13) Webster GF, McGinley KJ, Leyden JJ：Inhibition of lipase production in Propionibacterium acnes by sub-minimal-inhibitory concentrations of tetracycline and erythromycin. *Br J Dermatol*,

104：453-457, 1981.

14) Webster GF, Leyden JJ, McGinley KJ, et al：Suppression of polymorphonuclear leukocyte chemotactic factor production in Propionibacterium acnes by subminimal inhibitory concentrations of tetracycline, ampicillin, minocycline, and erythromycin. *Antimicrob Agents Chemother*, **21**：770-772, 1982.

15) Dalziel K, Dykes PJ, Marks R：The effect of tetracycline and erythromycin in a model of acne-type inflammation. *Br J Exp Pathol*, **68**：67-70, 1987.

16) Miyachi Y, Yoshioka A, Imamura S, et al：Effect of antibiotics on the generation of reactive oxygen species. *J Invest Dermatol*, **86**：449-453, 1986.

17) Akamatsu H, Asada M, Komura J, et al：Effect of doxycycline on the generation of reactive oxygen species：a possible mechanism of action of acne therapy with doxycycline. *Acta Derm Venereol*, **72**：178-179, 1992.

18) Melnik BC, Schmitz G, Zouboulis CC：Anti-acne agents attenuate FGFR2 signal transduction in acne. *J Invest Dermatol*, **129**：1868-1877, 2009.

19) Webster GF, Toso SM, Hegemann L：Inhibition of a model of in vitro granuloma formation by tetracyclines and ciprofloxacin. Involvement of protein kinase C. *Arch Dermatol*, **130**：748-752, 1994.

20) Bender A, Zapolanski T, Watkins S, et al：Tetracycline suppresses ATP gamma S-induced CXCL8 and CXCL1 production by the human dermal microvascular endothelial cell-1(HMEC-1)cell line and primary human dermal microvascular endothelial cells. *Exp Dermatol*, **17**：752-760, 2008.

21) Regen F, Hildebrand M, Le Bret N, et al：Inhibition of retinoic acid catabolism by minocycline：evidence for a novel mode of action? *Exp Dermatol*, **24**：473-476, 2015.

22) Sainte-Marie I, Tenaud I, Jumbou O, et al：Minocycline modulation of alpha-MSH production by keratinocytes in vitro. *Acta Derm Venereol*, **79**：265-267, 1999.

23) Shin HS, Zouboulis CC, Kim MK, et al：Minocycline suppresses lipogenesis via inhibition of p300 histone acetyltransferase activity in human

SZ95 sebocytes. *J Eur Acad Dermatol Venereol*, 2022.

24) Sanchez J, Somolinos AL, Almodovar PI, et al : A randomized, double-blind, placebo-controlled trial of the combined effect of doxycycline hyclate 20-mg tablets and metronidazole 0.75% topical lotion in the treatment of rosacea. *J Am Acad Dermatol*, **53** : 791-797, 2005.

25) Moore A, Ling M, Bucko A, et al : Efficacy and Safety of Subantimicrobial Dose, Modified-Release Doxycycline 40 mg Versus Doxycycline 100 mg Versus Placebo for the treatment of Inflammatory Lesions in Moderate and Severe Acne : A Randomized, Double-Blinded, Controlled Study. *J Drugs Dermatol*, **14** : 581-586, 2015.

26) Williams HC, Wojnarowska F, Kirtschig G, et al : Doxycycline versus prednisolone as an initial treatment strategy for bullous pemphigoid : a pragmatic, non-inferiority, randomised controlled trial. *Lancet*, **389** : 1630-1638, 2017.

27) Fenske NA, Millns JL, Greer KE : Minocycline-induced pigmentation at sites of cutaneous inflammation. *JAMA*, **244** : 1103-1106, 1980.

28) Sadarangani SP, Estes LL, Steckelberg JM : Non-anti-infective effects of antimicrobials and their clinical applications : a review. *Mayo Clin Proc*, **90** : 109-127, 2015.

29) Shimizu T, Suzaki H : Past, present and future of macrolide therapy for chronic rhinosinusitis in Japan. *Auris Nasus Larynx*, **43** : 131-136, 2016.

30) Skinner RB, Levy AL : Rapid resolution of pityriasis lichenoides et varioliformis acuta with azithromycin. *J Am Acad Dermatol*, **58** : 524-525, 2008.

31) Di Costanzo L, Balato N, La Bella S, et al : Successful association in the treatment of pityriasis lichenoides et varioliformis acuta. *J Eur Acad Dermatol Venereol*, **23** : 971-972, 2009.

32) Pandhi D, Singal A, Verma P, et al : The efficacy of azithromycin in pityriasis rosea : a randomized, double-blind, placebo-controlled trial. *Indian J Dermatol Venereol Leprol*, **80** : 36-40, 2014.

33) Wittmann S, Arlt M, Rothe G, et al : Differential effects of clindamycin on neutrophils of healthy donors and septic patients. *Int Immunopharmacol*, **4** : 929-937, 2004.

34) Kuwahara K, Kitazawa T, Kitagaki H, et al : Nadifloxacin, an antiacne quinolone antimicrobial, inhibits the production of proinflammatory cytokines by human peripheral blood mononuclear cells and normal human keratinocytes. *J Dermatol Sci*, **38** : 47-55, 2005.

35) Sato T, Shirane T, Noguchi N, et al : Novel anti-acne actions of nadifloxacin and clindamycin that inhibit the production of sebum, prostaglandin E(2) and promatrix metalloproteinase-2 in hamster sebocytes. *J Dermatol*, **39** : 774-780, 2012.

36) Sato E, Kato M, Kohno M, et al : Clindamycin phosphate scavenges hydroxyl radical. *Int J Dermatol*, **46** : 1185-1187, 2007.

37) Rodrigues FF, Morais MI, Melo ISF, et al : Clindamycin inhibits nociceptive response by reducing tumor necrosis factor-alpha and CXCL-1 production and activating opioidergic mechanisms. *Inflammopharmacology*, **28** : 551-561, 2020.

38) Mendonca CO, Griffiths CE : Clindamycin and rifampicin combination therapy for hidradenitis suppurativa. *Br J Dermatol*, **154** : 977-978, 2006.

39) Haferland I, Wallenwein CM, Ickelsheimer T, et al : Mechanism of anti-inflammatory effects of rifampicin in an ex vivo culture system of hidradenitis suppurativa. *Exp Dermatol*, **31**(7) : 1005-1013, 2022.

40) Caposiena Caro RD, Cannizzaro MV, Botti E, et al : Clindamycin versus clindamycin plus rifampicin in hidradenitis suppurativa treatment : Clinical and ultrasound observations. *J Am Acad Dermatol*, **80** : 1314-1321, 2019.

41) Bidou L, Allamand V, Rousset JP, et al : Sense from nonsense : therapies for premature stop codon diseases. *Trends Mol Med*, **18** : 679-688, 2012.

42) Barton-Davis ER, Cordier L, Shoturma DI, et al : Aminoglycoside antibiotics restore dystrophin function to skeletal muscles of mdx mice. *J Clin Invest*, **104** : 375-381, 1999.

43) Kuschal C, DiGiovanna JJ, Khan SG, et al : Repair of UV photolesions in xeroderma pigmentosum group C cells induced by translational read-through of premature termination codons. *Proc Natl Acad Sci U S A*, **110** : 19483-19488, 2013.

44) Wang S, Yang Z, Liu Y, et al : Application of top-

ical gentamicin-a new era in the treatment of genodermatosis. *World J Pediatr*, **17**：568-575, 2021.

45）Kitagawa T, Matsumoto A, Terashima I, et al：Antimalarial Quinacrine and Chloroquine Lose Their Activity by Decreasing Cationic Amphiphilic Structure with a Slight Decrease in pH. *J Med Chem*, **64**：3885-3896, 2021.

46）Tidman MJ, Smith CH：Principles of Systemic Therapy：Antimalarial agents. Rook's Textbook of Dermatology（Griffiths C, Barker J, Bleiker T, et al eds）, 9th edn. John Wiley & Sons, Inc., New York, pp. 15-17, 19, 2016.

47）Maiberger MP, Nunley JR, Wolverton SE：Other Systemic Drugs：Antimalarials. Dermatolgy（Bolognia JL, Schaffer JV, Cerroni L, eds）, 4th edn. Elsevier Inc., Amsterdam, pp. 2280-2283, 2017.

48）公益社団法人日本眼科医会医療対策部：「ヒドロキシクロロキン網膜症のスクリーニング」の周知について. 日の眼科, **88**：80-84, 2017.

49）Hsu CK, Hsu MM, Lee JY：Demodicosis：a clinicopathological study. *J Am Acad Dermatol*, **60**：453-462, 2009.

50）Bannatyne RM：Metronidazole, its bioactive metabolites and acne. *Curr Med Res Opin*, **15**：298-299, 1999.

51）Miyachi Y, Imamura S, Niwa Y：Anti-oxidant action of metronidazole：a possible mechanism of action in rosacea. *Br J Dermatol*, **114**：231-234, 1986.

52）Akamatsu H, Oguchi M, Nishijima S, et al：The inhibition of free radical generation by human neutrophils through the synergistic effects of metronidazole with palmitoleic acid：a possible mechanism of action of metronidazole in rosacea and acne. *Arch Dermatol Res*, **282**：449-454, 1990.

53）Caly L, Druce JD, Catton MG, et al：The FDA-approved drug ivermectin inhibits the replication of SARS-CoV-2 in vitro. *Antiviral Res*, **178**：104787, 2020.

54）Deeks ED：Ivermectin：A Review in Rosacea. *Am J Clin Dermatol*, **16**：447-452, 2015.

55）Park SK, Friedrich L, Yahya NA, et al：Mechanism of praziquantel action at a parasitic flatworm ion channel. *Sci Transl Med*, **13**：

eabj5832, 2021.

56）Bribeche MR, Fedotov VP, Jillella A, et al：Topical praziquantel as a new treatment for perioral dermatitis：results of a randomized vehicle-controlled pilot study. *Clin Exp Dermatol*, **39**：448-453, 2014.

57）Bribeche MR, Fedotov VP, Gladichev VV, et al：Clinical and experimental assessment of the effects of a new topical treatment with praziquantel in the management of rosacea. *Int J Dermatol*, **54**：481-487, 2015.

58）Gupta AK, Nicol K, Batra R：Role of antifungal agents in the treatment of seborrheic dermatitis. *Am J Clin Dermatol*, **5**：417-422, 2004.

59）Van Cutsem J, Van Gerven F, Cauwenbergh G, et al：The antiinflammatory effects of ketoconazole. A comparative study with hydrocortisone acetate in a model using living and killed Staphylococcus aureus on the skin of guinea-pigs. *J Am Acad Dermatol*, **25**：257-261, 1991.

60）Yoshimura T, Kudoh K, Aiba S, et al：Antiinflammatory effects of topical ketoconazole for the inflammation induced on the skin of hairless guinea-pigs by repeated applications of heat-killed spores of Malassezia furfur. A comparative study with hydrocortisone 17-butyrate. *J Dermatolog Treat*, **6**：113-116, 1995.

61）Beetens JR, Loots W, Somers Y, et al：Ketoconazole inhibits the biosynthesis of leukotrienes in vitro and in vivo. *Biochem Pharmacol*, **35**：883-891, 1986.

62）Sonino N：The use of ketoconazole as an inhibitor of steroid production. *N Engl J Med*, **317**：812-818, 1987.

63）Glass AR, Eil C：Ketoconazole-induced reduction in serum 1,25-dihydroxyvitamin D and total serum calcium in hypercalcemic patients. *J Clin Endocrinol Metab*, **66**：934-938, 1988.

64）Berk MA, Lorincz AL：The treatment of bullous pemphigoid with tetracycline and niacinamide. A preliminary report. *Arch Dermatol*, **122**：670-674, 1986.

65）Venning VA, Taghipour K, Mohd Mustapa MF, et al：British Association of Dermatologists' guidelines for the management of bullous pemphigoid 2012. *Br J Dermatol*, **167**：1200-1214, 2012.

66) 氏家英之, 岩田浩明, 山上　淳ほか：日本皮膚科学会ガイドライン　類天疱瘡（後天性表皮水疱症を含む）診療ガイドライン. 日皮会誌, **127**：1483-1521, 2017.

67) Jin XX, Wang X, Shan Y, et al：Efficacy and safety of tetracyclines for pemphigoid：a systematic review and meta-analysis. *Arch Dermatol Res*, **314**：191-201, 2022.

68) Ozog DM, Gogstetter DS, Scott G, et al：Minocycline-induced hyperpigmentation in patients with pemphigus and pemphigoid. *Arch Dermatol*, **136**：1133-1138, 2000.

69) Sticherling M, Franke A, Aberer E, et al：An open, multicentre, randomized clinical study in patients with bullous pemphigoid comparing methylprednisolone and azathioprine with methylprednisolone and dapsone. *Br J Dermatol*, **177**：1299-1305, 2017.

70) Carrozzo M, Arduino P, Bertolusso G, et al：Systemic minocycline as a therapeutic option in predominantly oral mucous membrane pemphigoid：a cautionary report. *Int J Oral Maxillofac Surg*, **38**：1071-1076, 2009.

71) Elder MJ, Leonard J, Dart JK：Sulphapyridine-- a new agent for the treatment of ocular cicatricial pemphigoid. *Br J Ophthalmol*, **80**：549-552, 1996.

72) Bolotin D, Petronic-Rosic V：Dermatitis herpetiformis. Part Ⅱ. Diagnosis, management, and prognosis. *J Am Acad Dermatol*, **64**：1027-1033, quiz 1033-1024, 2011.

73) Gorog A, Antiga E, Caproni M, et al：S2k guidelines(consensus statement)for diagnosis and therapy of dermatitis herpetiformis initiated by the European Academy of Dermatology and Venereology(EADV). *J Eur Acad Dermatol Venereol*, **35**：1251-1277, 2021.

74) Ingen-Housz-Oro S, Bernard P, Bedane C, et al：[Linear IgA dermatosis. Guidelines for the diagnosis and treatment. Centres de reference des maladies bulleuses auto-immunes. Societe Francaise de Dermatologie]. *Ann Dermatol Venereol*, **138**：267-270, 2011.

75) Laufer Britva R, Amber KT, Cohen AD, et al：Treatment and clinical outcomes in anti-p200 pemphigoid：a systematic review. *J Eur Acad Dermatol Venereol*, **34**：465-472, 2020.

76) Werth VP, Fivenson D, Pandya AG, et al：Multicenter randomized, double-blind, placebo-controlled, clinical trial of dapsone as a glucocorticoid-sparing agent in maintenance-phase pemphigus vulgaris. *Arch Dermatol*, **144**：25-32, 2008.

77) Roman C, Dima B, Muyshont L, et al：Indications and efficiency of dapsone in IgA vasculitis (Henoch-Schönlein purpura)：case series and a review of the literature. *Eur J Pediatr*, **178**：1275-1281, 2019.

78) Lee KH, Hong SH, Jun J, et al：Treatment of refractory IgA vasculitis with dapsone：a systematic review. *Clin Exp Pediatr*, **63**：158-163, 2020.

79) Micheletti RG, Pagnoux C, Tamura RN, et al：Protocol for a randomized multicenter study for isolated skin vasculitis(ARAMIS)comparing the efficacy of three drugs：azathioprine, colchicine, and dapsone. *Trials*, **21**：362, 2020.

80) Engin B, Ozdemir M：Prospective randomized non-blinded clinical trial on the use of dapsone plus antihistamine vs. antihistamine in patients with chronic idiopathic urticaria. *J Eur Acad Dermatol Venereol*, **22**：481-486, 2008.

81) Morgan M, Cooke A, Rogers L, et al：Double-blind placebo-controlled trial of dapsone in antihistamine refractory chronic idiopathic urticaria. *J Allergy Clin Immunol Pract*, **2**：601-606, 2014.

82) 秀　道広, 森桶　聡, 福永　淳ほか：日本皮膚科学会ガイドライン　蕁麻疹診療ガイドライン2018. 日皮会誌, **128**：2503-2624, 2018.

83) Jorgensen AR, Yao Y, Thomsen SF, et al：Treatment of hidradenitis suppurativa with tetracycline, doxycycline, or lymecycline：a prospective study. *Int J Dermatol*, **60**：785-791, 2021.

84) van Straalen KR, Tzellos T, Guillem P, et al：The efficacy and tolerability of tetracyclines and clindamycin plus rifampicin for the treatment of hidradenitis suppurativa：Results of a prospective European cohort study. *J Am Acad Dermatol*, **85**：369-378, 2021.

85) Rabindranathnambi A, Jeevankumar B：Dapsone in Hidradenitis Suppurativa：A Systematic Review. *Dermatol Ther(Heidelb)*, **12**：285-293, 2022.

86) Partridge ACR, Bai JW, Rosen CF, et al：Effec-

tiveness of systemic treatments for pyoderma gangrenosum : a systematic review of observational studies and clinical trials. *Br J Dermatol*, **179** : 290-295, 2018.

87) Tong D, Peters W, Barnetson RS : Evaluation of 0.75% metronidazole gel in acne--a double-blind study. *Clin Exp Dermatol*, **19** : 221-223, 1994.

88) Dahl MV, Jarratt M, Kaplan D, et al : Once-daily topical metronidazole cream formulations in the treatment of the papules and pustules of rosacea. *J Am Acad Dermatol*, **45** : 723-730, 2001.

89) Martel P, Jarratt M, Weiss J, et al : Lack of significant anti-inflammatory activity with clindamycin in the treatment of rosacea : results of 2 randomized, vehicle-controlled trials. *Cutis*, **100** : 53-58, 2017.

90) Veien NK, Munkvad JM, Nielsen AO, et al : Topical metronidazole in the treatment of perioral dermatitis. *J Am Acad Dermatol*, **24** : 258-260, 1991.

91) Shacham Shmueli E, Geva R, Yarom N, et al : Topical doxycycline foam 4% for prophylactic management of epidermal growth factor receptor inhibitor skin toxicity : an exploratory phase 2, randomized, double-blind clinical study. *Support Care Cancer*, **27** : 3027-3033, 2019.

92) Mihai MM, Ion A, Giurcaneanu C, et al : The Impact of Long-Term Antibiotic Therapy of Cutaneous Adverse Reactions to EGFR Inhibitors in Colorectal Cancer Patients. *J Clin Med*, **10** : 3219, 2021.

93) Agirgol S, Caytemel C, Pilanci KN : Dermatological side effects of targeted antineoplastic therapies : a prospective study. *Cutan Ocul Toxicol*, **39** : 380-384, 2020.

94) Ellis E, Scheinfeld N : Eosinophilic pustular folliculitis : a comprehensive review of treatment options. *Am J Clin Dermatol*, **5** : 189-197, 2004.

95) Canadian Hydroxychloroquine Study G : A randomized study of the effect of withdrawing hydroxychloroquine sulfate in systemic lupus erythematosus. *N Engl J Med*, **324** : 150-154, 1991.

96) Ruzicka T, Sommerburg C, Goerz G, et al : Treatment of cutaneous lupus erythematosus with acitretin and hydroxychloroquine. *Br J Dermatol*, **127** : 513-518, 1992.

97) Yokogawa N, Eto H, Tanikawa A, et al : Effects of Hydroxychloroquine in Patients With Cutaneous Lupus Erythematosus : A Multicenter, Double-Blind, Randomized, Parallel-Group Trial. *Arthritis Rheumatol*, **69** : 791-799, 2017.

98) Beutler BD, Cohen PR, Lee RA : Prurigo Pigmentosa : Literature Review. *Am J Clin Dermatol*, **16** : 533-543, 2015.

99) Skinner RB Jr, Noah PW, Taylor RM, et al : Double-blind treatment of seborrheic dermatitis with 2% ketoconazole cream. *J Am Acad Dermatol*, **12** : 852-856, 1985.

100) Bohannon M, Liu M, Nadeau P, et al : Topical doxycycline monohydrate hydrogel 1% targeting proteases/PAR2 pathway is a novel therapeutic for atopic dermatitis. *Exp Dermatol*, **29** : 1171-1175, 2020.

101) Fisher BK, Page E, Hanna W : Acral localized acquired cutis laxa. *J Am Acad Dermatol*, **21** : 33-40, 1989.

102) Terui H, Yamasaki K, Tamabuchi E, et al : Neutrophil Extracellular Traps as a Possible Pathomechanism of Generalized Acquired Cutis Laxa Associated with IgA-lamda Monoclonal Gammopathy of Undetermined Significance. *Acta Derm Venereol*, **101** : adv00536, 2021.

MB Derma, 325：57-63, 2022.

◆特集／まずはここから！皮膚科における抗菌薬の正しい使い方

Ⅲ．非感染症
化膿性汗腺炎における抗菌薬治療

葉山惟大*

Key words：化膿性汗腺炎(hidradenitis supprativa), 好中球性皮膚症(neutrophilic dermatosis), 好中球(neutrophil), テトラサイクリン(tetracycline)

Abstract 化膿性汗腺炎は慢性・炎症性・再発性・消耗性の皮膚毛包性疾患であり, 排膿や痛みなどで患者の生活の質を著しく障害する. 腋窩や臀部などアポクリン汗腺の多い部分に炎症性結節, 膿瘍を形成し, 最終的に排膿性瘻孔に至る. 排膿を伴う疾患ではあるが, 細菌感染症ではなく, 毛包を中心とした炎症による慢性の自己炎症性疾患の1つと考えられるようになってきている. しかしながら本邦では感染症と考えられていたため, 不適切な抗菌薬の使用が多い. 化膿性汗腺炎では抗炎症作用のあるテトラサイクリン系やクリンダマイシンなどの抗菌薬が使用される. しかしながらエビデンスレベルは低く, 重症の化膿性汗腺炎に対して抗菌薬単独での加療は難しく, 生物学的製剤や外科的切除などを組み合わせ集学的な治療を行う必要がある. 本稿では化膿性汗腺炎に対する抗菌薬治療について解説する.

はじめに

近年, 化膿性汗腺炎の疾患概念が大きく変化している. もともと本邦ではそれほどメジャーな疾患ではなく, 臀部に症状を持つ患者が多いことから臀部慢性膿皮症という病名のほうが使用されていることが多い[1]. この疾患は海外では化膿性汗腺炎と同義語と考えられている. 従来, これらの疾患名は細菌感染症や膿皮症の項目に分類されており, 感染症と考えられていた. しかしながら, 近年の研究で化膿性汗腺炎は細菌感染症ではなく, 毛包を中心とした炎症であり, 慢性の自己炎症性疾患の1つと考えられるようになってきた[2][3]. 欧米のガイドラインでも軽症例には抗菌薬が推奨されているもののエビデンスレベルは高くない[2][4]. テトラサイクリン系抗菌薬やクリンダマイシンが用いられているが, これらは抗菌作用よりは抗炎症作用を期待されて使用している.

化膿性汗腺炎の疫学と臨床像

化膿性汗腺炎は慢性・炎症性・再発性・消耗性の皮膚毛包性疾患であり, 排膿や痛みなどで患者の生活の質を著しく障害する[1]. 腋窩や臀部などアポクリン汗腺の多い部分に炎症性結節, 膿瘍を形成し, 最終的に排膿性瘻孔に至る(図1). 欧米では女性に多い疾患であるが, 本邦では男性優位である. そのほか, 家族歴が少ない, 肥満の患者が少ない, 比較的重症な患者が多いなどの特徴がある[5].

欧米では日常診療でよくみる頻度の高い疾患であり, 治療ガイドラインも整備されている[2][4]. 本邦の診断の手引きは海外のガイドラインを参考に作成されており, 下記のように診断基準を定めている.

＜化膿性汗腺炎の診断基準＞（文献1より引用）

化膿性汗腺炎の確定診断には, 下記3つの項目を満たす必要がある.

* Koremasa HAYAMA, 〒173-8610 東京都板橋区大谷口上町 30-1 日本大学医学部皮膚科学系皮膚科学分野, 助教

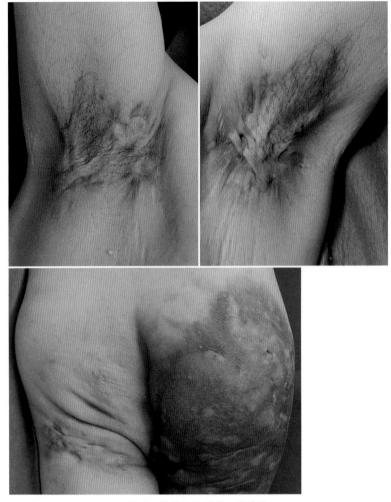

図 1. 化膿性汗腺炎の臨床像
左右の腋窩に著明な瘢痕がみられる. 臀部右側は瘢痕, 膿瘍, 排膿性瘻孔
からなる局面を形成している.

① 皮膚深層に生じる有痛性結節, 膿瘍, 瘻孔および瘢痕など典型的な皮疹が認められる.
② 複数の解剖学的部位に1個以上の皮疹が認められる. 好発部位は腋窩, 鼠径, 会陰, 臀部, 乳房下部と乳房間の間擦部である.
③ 慢性に経過し, 再発を繰り返す.（半年で2回以上が目安）
　また, 以下の2つは化膿性汗腺炎の診断を補助する所見である.
④ 化膿性汗腺炎の家族歴
⑤ 微生物の培養検査で陰性, あるいは, 皮膚常在菌のみを検出

重症度分類はⅠ～Ⅲ期に分類する Hurley 病期分類が最も用いられる[6]. この分類では3段階のみに分類するため患者の正確な重症度が判定できない, 複数の解剖学的部位に病変がある患者での重症度判定が難しいなどの欠点がある. そのため近年では International Hidradenitis Suppurativa Severity Score System（IHS4）が多用されている. IHS4 は, HS 重症度を動的に評価するための臨床的スコアリングシステムである[7]. IHS4 は病変（結節, 膿瘍, 瘻孔・瘻管）の数に基づき, 重症度を3段階で評価する. 結節は1点, 膿瘍は2点, 瘻孔・瘻管は4点である. 合計スコア3点以下で軽度, 4～10点で中等度, 11点以上で重度と判定される. 治療評価法である Hidradenitis Suppurativa Clinical Response（HiSCR）に含まれる臨床徴

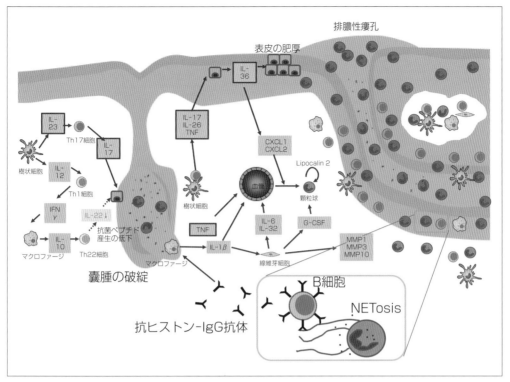

図 2. 化膿性汗腺炎の病態生理

（文献 3 より引用改変）

候のみで評価できるため，HiSCR と組み合わせて使いやすい．HiSCR は治療に対する症状の臨床的変化を数値化した疾患活動性の指標である[8]．治療前後の炎症性結節，膿瘍，排膿性瘻孔の数の変化に基づいて，臨床的に評価する．膿瘍と炎症性結節の総数が治療前から少なくとも 50％減少し，かつ，膿瘍と排膿性瘻孔の数が増加していなければ，HiSCR 達成と判定する．

化膿性汗腺炎の病態生理

　化膿性汗腺炎の発症機序は不明な点が多かったが，近年の研究の発展により少しずつ解明されている．化膿性汗腺炎の皮膚の変化は毛包周囲から発生する（図2）[3]．腋窩や臀部など刺激を受けやすい場所で機械的摩擦により細胞が損傷すると IL-10 などの細胞損傷関連分子パターン（damage-associated molecular patterns：DAMPs）の放出と皮膚内への皮膚常在菌の細菌成分の浸潤が起こる．DAMPs と細菌成分はマクロファージなどの免疫細胞を活性化し，サイトカインとケモカイン

の産生を誘導し血管周囲および毛包周囲への炎症性細胞の浸潤を惹起する．さらに毛包周囲の免疫細胞から放出されるサイトカインは毛包漏斗部の上皮の過形成および角質増殖を誘発し，毛包閉塞を引き起こす．毛包内の内容物（細胞の破片や細菌などを含む）により自然免疫細胞がさらに活性化され TNF-α と IL-1β の産生が惹起される．これらのサイトカインは血管内皮細胞を刺激し，多くのケモカインの発現を誘導する．また，ケラチノサイトからは CXCL8，CXCL11，CCL2，CCL20，線維芽細胞からは CXCL1，CXCL6 などが産生され，顆粒球，T 細胞，B 細胞，単球などの炎症性細胞の局所への浸潤を促進する．樹状細胞から産生される IL-23 と IL-12 は，それぞれ T17 細胞および T1 細胞を刺激し IL-17 および IFNγ の産生を促す．また，毛包が閉塞により拡張すると毛包上皮の損傷，基底膜の薄化および毛包幹細胞の障害などにより嚢腫を形成し破綻しやすくなる．破綻した嚢腫からのケラチンや細菌成分は炎症をさらに増強させる．さらに線維芽細胞によって産生

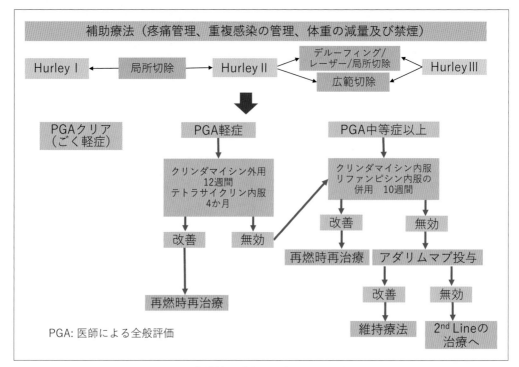

図 3. 化膿性汗腺炎の治療アルゴリズム

（葉山惟大：臨皮．72：132-137, 2018. および Gulliver W, et al：Rev Endocr Metab Disord, 17：343-351, 2016. より改変）

される細胞外マトリックス分解酵素（MMP）は組織破壊を進展させる．また，Lipocalin 2 と G-CSF により誘導された多数の活性化好中球により膿が形成される．活性化 T 細胞とケラチノサイトにより産生されたメディエーターは表皮細胞の増殖を促し，排膿性瘻孔が形成される．また，瘻孔周囲の組織では好中球が NETosis を起こしており，放出物であるシトルリン化ヒストンと DNA の複合体の量は化膿性汗腺炎の重症度と相関すると報告されている[5]．また，これら NETosis により放出されたヒストンなどの細胞内物質に対して B 細胞より自己抗体が産生される[9]．この抗体は以前より化膿性汗腺炎患者でみつかっていたが，どのように病態生理に関わるのかが不明であった．しかし 2021 年に産生された自己抗体が M1/2 マクロファージを刺激し TNF-α や IL-8 などの炎症性サイトカインの産生を惹起することが報告され[9]，化膿性汗腺炎において自己免疫が関与していることがわかった．

化膿性汗腺炎の治療

本邦における化膿性汗腺炎の治療アルゴリズムを図 3 に示す．化膿性汗腺炎の治療は患者の主観的評価と医師による客観的評価に基づいて実施される[2)4]．病初期には抗菌薬外用を含む薬物療法が試みられるが，再発を繰り返す病変では外科的治療を検討する．病変が広範囲に及ぶ場合には薬物療法と外科的治療との併用が有効な場合もあり，個々の患者の状態に応じた治療選択が望まれる．また，本邦では臀部に病変を持つ患者が多く，有棘細胞癌の発生に留意する必要がある[1]．有棘細胞癌の発生は生命予後に関わる重大な問題であるが，エビデンスレベルの高い対処法がないのが実情である．有棘細胞癌の発生リスクを念頭に置きながら適宜生検査を行い経過観察が必要となる．

化膿性汗腺炎における抗菌薬の意義

化膿性汗腺炎におけるマイクロバイオームの役割は長年研究されており，悪化要因とはなるが病態の主因ではない[10]．前述のように抗菌薬が化膿

性汗腺炎の第1選択薬となっているが，実際に抗菌薬治療のみでは疾患活動性を制御することは困難である[1)2)4]．軽症の場合は抗菌薬単剤での治療も検討されるが，進行した症例では他の治療との併用が必要である．また，化膿性汗腺炎における抗菌薬に対する臨床効果は，無作為化臨床試験が少ないため，エビデンスレベルがそれほど高くない[2)4]．北米のガイドラインにおける抗菌薬のエビデンスレベルを表1に示す[4]．

外用剤としてはクリンダマイシン1日2回12週間が推奨されている[2)4]．Hurley Ⅰ～Ⅱ期の第1選択薬と考えられており，プラセボに対する優越性と経口テトラサイクリンに対する同等性を示した2つのRCTの報告がある[11)12]．最近，クリンダマイシンとリファンピシンを含むナノ構造脂質担体の局所製剤が *in vitro* 試験で評価された．この製剤は2つの抗菌薬の毛包内への集積をもたらすことが認められ，局所治療のための有望な製剤となることが示唆されている[13]．

抗菌外用薬と同様の理由で抗菌内服薬もよく使用されている．海外のガイドラインでは抗炎症作用のあるテトラサイクリン系が推奨されている[2)4]．テトラサイクリン系薬剤（テトラサイクリン，ドキシサイクリン，ミノサイクリン，ライムサイクリン（本邦未承認））は，臨床経験に基づいて化膿性汗腺炎の第1選択の経口治療薬と考えられている[2)4]．近年の多施設共同前向きコホート研究では，テトラサイクリンによる12週間の治療後，IHS4がベースラインから有意に減少し，HiSCR達成率は40%であったことが報告されている[14]．また，52人の患者（各群26人）に対して10週間にわたってライムサイクリン（300 mg/日）とクリンダマイシン＋リファンピシン（それぞれ600 mg/併用療法）の効果を比較した後向き研究では，HiSCR達成率がそれぞれ57.7%と53.8%だったことが報告されている[15]．

テトラサイクリン系内服にて効果がない場合はクリンダマイシン＋リファンピシンの併用が推奨されている[2)4]．海外のシステマティックレビュー

表 1. 化膿性汗腺炎に対する抗菌薬のエビデンスレベル

	推奨度
外用薬	
クリンダマイシン	C
内服薬	
テトラサイクリン系	C
クリンダマイシン＋リファンピシン	B
リファンピシン＋モキシフロキサシン＋メトロニダゾール	C
静脈注射	
エルタペネム	C

（文献4より引用改変）

では，187例の奏効率が71～93%と報告されており，その使用は比較的有効性が高いとされている[4]．また，リファンピシン＋クリンダマイシンとアダリムマブの有効性を比較した単一施設の後ろ向き研究の結果が報告されている[16]．どちらの治療法も改変ザルトリウススコアを統計的に有意に減少させたが，アダリムマブ群のほうが改善率が高かった．また，HiSCRの達成率はそれぞれ34%，60%であった．

本邦は依然として結核蔓延国であるため，耐性結核菌増長の危険があるリファンピシンの安易な使用は行うべきではない[1]．さらにクリンダマイシン＋リファンピシン併用療法とクリンダマイシン単独両方を後方視野的に比べた研究では両者に有意な差はなく，クリンダマイシン単独療法でもよいとの意見もある[17)18]．

本邦では上記の薬剤の他にニューキノロン系の抗菌薬がよく用いられているが[5]，ニューキノロン系抗菌薬の化膿性汗腺炎に対するエビデンスはほぼなく，オフロキサシンでの研究が報告されているのみである[18]．クリンダマイシン（600～1,800 mg）とオフロキサシン（200～400 mg）を連日投与し，平均観察期間4.3か月で65例に完全奏効33.8%（22/65例），部分奏効24.6%（16/65例）が得られたという報告がある．全奏効率（58.4%）は，リファンピシンとクリンダマイシンの併用療法で得られたものと同等である可能性があると考察されている[18]．

リファンピシン（10 mg/kg分1）＋モキシフロ

キサシン(400 mg分1),メトロニダゾール(1,500 mg分3)の3剤併用療法を使用した研究では28人中16人の患者が寛解に達している[19].ただし,この研究ではHurley病期分類Ⅲの患者は10人中2人しか完寛に達しておらず,重症では効果が低いことも示唆している.

　静脈注射としてはカルバペネム系のエルタペネムの有効性の報告があるが,エビデンスレベルは低い[4)20)21)].

　重症化膿性汗腺炎には抗菌薬単独での加療は難しいが,悪化を防ぐ意味で使用されていることが多い.

終わりに

　化膿性汗腺炎は患者のQoLを非常に傷害し,治療期間が数十年に及ぶことが多い.アダリムマブのような有効性の高い薬剤も出現しているが,高価な薬剤であり経済的な理由で使用できない患者も多い.抗菌薬は有効性が低いものの安価であるため多用されている.病態生理から考えても望ましいことではないが,抗菌薬の中止を決断しにくいのも現状である.また,生物学的製剤を使用するほど重症ではないが,QoLが悪い患者に使用できる安価な薬剤も存在せず,抗菌薬が漠然と使用されていることも想定される.化膿性汗腺炎患者でも耐性菌が増加していることが報告されている[22]ことからも不必要な抗菌薬の使用は避けることが望ましい.今後,安価で有効性の高い抗菌薬以外の内服薬の開発が望まれる.

文　献

1) 葉山惟大,井上里佳,大槻マミ太郎ほか:化膿性汗腺炎診療の手引き2020.日皮会誌,**131**:1-28,2021.
2) Zouboulis CC, Desai N, Emtetam L, et al:European S1 guideline for the treatment of hidradenitis suppurativa/acne inversa. *J Eur Acad Dermatol Venereol*, **29**:619-644, 2015.
3) Sabat R, Jemec GBE, Matusiak L, et al:Hidrad-enitis suppurativa. *Nat Rev Dis Primers*, **6**(1):18, 2020.
4) Alikhan A, Sayed C, Alavi A, et al:North American clinical management guidelines for hidradenitis suppurativa:A publication from the United States and Canadian Hidradenitis Suppurativa Foundations:Part Ⅱ:Topical, intralesional, and systemic medical management. *J Am Acad Dermatol*, **81**(1):91-101, 2019.
5) Hayama K, Fujita H, Hashimoto T, et al:Questionnaire-based epidemiological study of hidradenitis suppurativa in Japan revealing characteristics different from those in Western countries, *J Dermatol*, **47**:743-748, 2020.
6) Hurley H:Axillary hyperhidrosis, apocrine bromhidrosis, hidradenitis suppurativa, and familial benign pemphigus:surgical approach. Roenigk RK, Roenigk HH(eds), Dermatologic Surgery, New York, Marcel Dekker, 729-739, 1989.
7) Zouboulis CC, Tzellos T, Kyrgidis, et al:Development and validation of the International Hidradenitis Suppurativa Severity Score System (IHS4), a novel dynamic scoring system to assess HS severity. *Br J Dermatol*, **177**:1401-1409, 2017.
8) Kimball AB, Jemec GB, Yang M, et al:Assessing the validity, responsiveness and meaningfulness of the Hidradenitis Suppurativa Clinical Response(HiSCR)as the clinical endpoint for hidradenitis suppurativa treatment. *Br J Dermatol*, **171**:1434-1442, 2014.
9) Carmona-Rivera C, O'Neil LJ, Patino-Martinez E, et al:Autoantibodies Present in Hidradenitis Suppurativa Correlate with Disease Severity and Promote the Release of Proinflammatory Cytokines in Macrophages. *J Invest Dermatol*, **142**(3 Pt B):924-935, 2022.
10) 葉山惟大:36 化膿性汗腺炎は感染症か?.皮膚科診療Controversy(宮地良樹,常深祐一郎編),中外医学社,pp.133-136,2022.
11) Clemmensen OJ:Topical treatment of hidradenitis suppurativa with clindamycin. *Int J Dermatol*, **22**(5):325-328, 1983.
12) Jemec GB, Wendelboe P:Topical clindamycin versus systemic tetracycline in the treatment of hidradenitis suppurativa. *J Am Acad Dermatol*, **39**(6):971-974, 1998.

13) Pereira MN, Tolentino S, Pires FQ, et al : Nano-structured lipid carriers for hair follicle-targeted delivery of clindamycin and rifampicin to hidradenitis suppurativa treatment. *Colloids Surf B Biointerfaces*, **197** : 111448, 2021.

14) van Straalen KR, Tzellos T, Guillem P, et al : The efficacy and tolerability of tetracyclines and clindamycin plus rifampicin for the treatment of hidradenitis suppurativa : Results of a prospective European cohort study. *J Am Acad Dermatol*, **85**(2) : 369-378, 2021.

15) Caposiena Caro RD, Molinelli E, Brisigotti V, et al : Lymecycline vs. clindamycin plus rifampicin in hidradenitis suppurativa treatment : clinical and ultrasonography evaluation. *Clin Exp Dermatol*, **46**(1) : 96-102, 2021.

16) Marasca C, Annunziata MC, Villani A, et al : Adalimumab versus Rifampicin Plus Clindamycin for the Treatment of Moderate to Severe Hidradenitis Suppurativa : A Retrospective Study. *J Drugs Dermatol*, **18**(5) : 437-438, 2019.

17) Lbrecht J, Barbaric J, Nast A : Clindamycin alone may be enough. Is it time to abandon rifampicin for hidradenitis suppurativa? Reply from the authors. *Br J Dermatol*, **180** : 1262-1263, 2019.

18) Delaunay J, Villani AP, Guillem P, et al : Oral ofloxacin and clindamycin as an alternative to the classic rifampicin-clindamycin in hidradenitis suppurativa : retrospective analysis of 65 patients. *Br J Dermatol*, **178**(1) : e15-e16, 2018.

19) Join-Lambert O, Coignard H, Jais JP, et al : Efficacy of rifampin-moxifloxacin-metronidazole combination therapy in hidradenitis suppurativa. *Dermatology*, **222**(1) : 49-58, 2011.

20) Join-Lambert O, Coignard-Biehler H, Jais JP, et al : Efficacy of ertapenem in severe hidradenitis suppurativa : a pilot study in a cohort of 30 consecutive patients. *J Antimicrob Chemother*, **71**(2) : 513-520, 2016.

21) Scheinfeld N : Extensive hidradenitis suppurativa(HS)Hurly stage Ⅲ disease treated with intravenous(IV)linezolid and meropenem with rapid remission. *Dermatol Online J*, **21**(2) : 13030/qt42h2744m, 2015.

22) Bettoli V, Manfredini M, Massoli L, et al : Rates of antibiotic resistance/sensitivity in bacterial cultures of hidradenitis suppurativa patients. *J Eur Acad Dermatol Venereol*, **33**(5) : 930-936, 2019.

MB Derma, 325：64-69, 2022.

◆特集／まずはここから！皮膚科における抗菌薬の正しい使い方

Ⅲ. 非感染症
痤　瘡

山﨑　修*

Key words：尋常性痤瘡(acne vulgaris)，抗菌薬(antibacterial drug)，薬剤耐性(drug resistance)，アクネ菌(*Cutibacterium acnes*)，過酸化ベンゾイル(benzoyl peroxide)

Abstract　痤瘡に対する抗菌薬の意義は，*Cutibacterium acnes* に対する抗菌作用と痤瘡の炎症に対する抗炎症作用である．本邦では痤瘡治療の歴史的背景からテトラサイクリンやマクロライド系の抗菌薬治療が主体であった．近年，アダパレンや過酸化ベンゾイル(BPO)などの抗菌薬に代替となる有効な治療が登場した．さらに 2016 年に薬剤耐性対策アクションプランにより，抗菌薬の使用削減目標が掲げられた．薬剤耐性菌回避のために，痤瘡の抗菌薬治療の一層の適正化対策が推進されている．

はじめに

　炎症性痤瘡は真の感染症ではないが，*Cutibacterium acnes*(*C. acnes*)が痤瘡の炎症惹起に重要な役割を演じている．痤瘡に対する抗菌薬の意義は，*C. acnes* に対する抗菌作用と痤瘡の炎症に対する抗炎症作用である．本邦では痤瘡治療の歴史的背景からテトラサイクリンやマクロライド系の抗菌薬治療が主体であった．Global Alliance の提言[1)2)]，国内外の薬剤耐性対策，アダパレンや過酸化ベンゾイル(BPO)などの有効な代替治療の登場により，尋常性痤瘡治療ガイドライン2017では維持療法と薬剤耐性菌回避のための抗菌薬治療の一層の適正化対策を推進している[3)]．

痤瘡治療における本邦の抗菌薬の位置付け

　本邦では欧米よりもアダパレンや BPO の導入が遅れ，抗菌薬主体の痤瘡治療が展開されてきた．そのため，尋常性痤瘡に保険適用である抗菌薬は現在でも多い．内服ではドキシサイクリン，ミノサイクリン，ロキシスロマイシン，ファロペネム，テトラサイクリン，エリスロマイシン，ク

* Osamu YAMASAKI, 〒693-8501 出雲市塩冶町 89-1　島根大学医学部皮膚科学講座，教授

ラリスロマイシン，レボフロキサシン，トスフロキサシン，シプロフロキサシン，ロメフロキサシン，セフロキシム アキセチルが，外用ではクリンダマイシン，ナジフロキサシン，オゼノキサシンである．いずれも多数の無作為比較試験や臨床試験でその有効性が示されている．各々のエビデンスに応じて推奨度が示されている(図1)．海外ではテトラサイクリン，ミノサイクリン，ドキシサイクリン，エリスロマイシン，ロメサイクリン，アジスロマイシン，ST 合剤が使用されており，本邦とはラインナップがかなり異なる．

　改訂版尋常性痤瘡治療ガイドライン2017でも，外用抗菌薬が軽症〜中等症(図2)，内服抗菌薬が中等症〜重症(図3)・最重症の炎症性皮疹に対して強く推奨されている[3)]．しかし急性炎症期では使用するが，維持期では使用しない．内服抗菌薬が有効な痤瘡は丘疹や膿疱のある炎症性痤瘡である．面皰，硬結/囊腫，瘢痕の痤瘡に対して適応はない．さらに本邦では最重症の痤瘡に対して，内服イソトレチノインが未だ導入されていないことが，内服抗菌薬を多用する一因でもある．

痤瘡治療の耐性菌問題

　2000 年以降，欧州中心にクリンダマイシン，エ

痤瘡に対する抗菌薬と推奨度

推奨度A	推奨度A*	推奨度B	推奨度C
ドキシサイクリン	ミノサイクリン	ロキシスロマイシン ファロペネム	テトラサイクリン エリスロマイシン クラリスロマイシン レボフロキサシン トスフロキサシン シプロフロキサシン ロメフロキサシン セフロキシムアキセチル

推奨度A
クリンダマイシン ナジフロキサシン オゼノキサシン

改訂版　尋常性痤瘡治療ガイドライン2017

図 1. 本邦の痤瘡に対する抗菌薬と推奨度
（文献 3：改訂版尋常性痤瘡治療ガイドライン 2017 より引用作成）

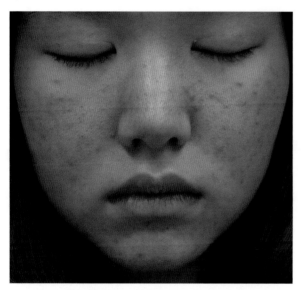

図 2. 外用抗菌薬の対象になる軽症〜中等症の
炎症性皮疹

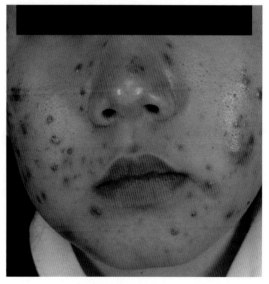

図 3. 内服抗菌薬の対象になる重症の
炎症性皮疹

リスロマシイン耐性の *C. acnes* の増加がみら
れ[4]．痤瘡への抗菌薬の処方が，耐性率に影響す
ることが示されてきた．*C. acnes* の欧州サーベイ
ランスのデータでは，外来抗菌薬の売り上げ量と
耐性率が相関した[5]．解析に含まれる 8 か国でク
リンダマイシンとエリスロマシインは売り上げ量

と耐性に相関関係が認められた．本邦でも，テト
ラサイクリン，クリンダマイシン，マクロライド
耐性の *C. acnes* の増加と抗菌薬使用との関係が報
告されている[6]〜[8]．一般的に，抗菌薬が投与され
ると，ターゲットとなった細菌だけでなくそれ以
外の菌に対しても耐性が起こることは知られてい

表 1. 痤瘡に対する抗菌薬使用削減への戦略
（文献 2：2018 年の Global Alliance の提言より引用作成）

> **外用抗菌薬**
> ・痤瘡の外用剤の第一選択は外用レチノイド/BPO
> ・外用抗菌薬の単剤使用は避ける
> ・外用抗菌薬が処方される場合は BPO±外用レチノイドを併用する
> ・維持療法は外用レチノイド±BPO あるいはアゼライン酸を選択する
>
> **内服抗菌薬**
> ・内服抗菌薬のリスクベネフィット分析をして，患者個人のニーズと抗菌薬の有効性を維持するという公益性とのバランスをはかる
> ・有効な代替治療がある場合は使用を避けるべき
> ・炎症性痤瘡が外用療法に反応しない場合や，体幹あるいは多数の領域にある場合は適応になる
> ・6〜8 週間で治療の反応性を評価し，治療期間は 3〜4 か月以内とする
> ・終了後は外用レチノイド±BPO あるいはアゼライン酸を使用する
> ・内服抗菌薬の単剤使用は避ける

る．また，抗菌薬が中止された後も長期に耐性が持続する．さらに，耐性遺伝子は病原菌と非病原菌にも拡散するとされている．

Mills らはエリスロマイシン外用で 12 週間治療した痤瘡患者 208 人について耐性菌を検討した．顔面のエリスロマイシン耐性コアグラーゼ陰性ブドウ球菌は 87％から 98％へ増加した[9]．耐性菌の大多数は高度耐性株であった．さらに，エリスロマイシン外用で治療された患者の鼻腔には黄色ブドウ球菌のキャリアが増加した．痤瘡患者はしばしば複数の抗菌薬で加療され，長期間に及ぶことがあるので，正常細菌叢が選択圧にさらされ，耐性に発展する[10]．

また Margolis らは，抗菌薬で治療されている痤瘡患者は，抗菌薬で治療されていない患者より 2.15 倍，呼吸器感染症になりやすいことを明らかにした[11]．さらに，*P. acnes* による関節炎，心膜炎，扁桃炎などの報告が増加した．このように痤瘡によく使用される抗菌薬が *P. acnes* 以外の病原菌にも耐性を獲得させたり，耐性 *P. acnes* が他領域の感染症に発展したりする可能性がある．さらに欧州の痤瘡治療中の患者 622 人の 50〜93.6％に耐性 *P. acnes* が定着していたが，その濃厚接触者（同居するパートナーや家族）の 41〜86％の顔面に耐性 *P. acnes* が定着していた[12]．痤瘡での抗菌薬の使用は個々の患者以外にも影響を及ぼすことになる[12]．

Global Alliance の提言による
痤瘡の抗菌薬の使い方

2009 年の Global Alliance[1]では，耐性菌の出現を抑えるために痤瘡に対する抗菌薬適正使用を提言した．2018 年の Global Alliance[2]では痤瘡治療の焦点は炎症後色素沈着や痤瘡瘢痕に移っているが，抗菌薬の使用削減への戦略が強調されている（表 1）．薬剤耐性は世界的な問題であり，痤瘡の治療法を選択する際に薬剤耐性について考慮することは不可欠である[10][11]．具体的な戦略は，外用抗菌薬は基本的には外用レチノイドや BPO と併用し，単剤での使用は避ける．維持療法は外用レチノイド±BPO あるいはアゼライン酸（本邦の保険適用はない）を選択する．内服抗菌薬は炎症性痤瘡が外用療法に反応しない場合や，体幹あるいは多数の領域にある場合は適応になる．中等症〜重症の炎症性痤瘡にのみ適応である．6〜8 週目に治療の反応を再評価して継続の可否を判断する[1][2]．投与期間は 3〜4 か月までとするように努力する[13][14]．抗菌薬治療の期間を決定する際に考慮すべき 3 つの要因は痤瘡の重症度，薬剤耐性の可能性，治療への反応である．しかしながら，痤瘡の再発や，患者の要望などがその投与期間を制限することを困難にすることもある．さらに，内服抗菌薬の単独使用や外用抗菌薬との併用は避ける．終了後は，過酸化ベンゾイルや外用レチノイドの維持療法に移行する[14]．

表 2. 薬剤耐性(AMR)対策アクションプラン 成果目標. 主な
微生物の薬剤耐性率(医療分野)

指　標	2014 年	2020 年 (目標値)
肺炎球菌のペニシリン耐性率	48%	15%以下
黄色ブドウ球菌のメチシリン耐性率	51%	20%以下
大腸菌のフルオロキノロン耐性率	45%	25%以下
緑膿菌のカルバペネム耐性率	17%	10%以下

表 3. 薬剤耐性(AMR)対策アクションプラン 成果目標. ヒト
の微生物剤の使用量(人口千人あたりの一日抗菌薬使用量)
(文献 19:薬剤耐性アクションプランを抜粋作成)

指　標	2020 年(対 2013 年比)
経口セファロスポリン, フルオロキノロン, マクロライド系薬	50%減
静注抗菌薬	20%減
全体	33%減

このような抗菌薬の使い方を可能にしているのは, 強力な酸化作用で抗菌作用をもつ BPO の存在である. 外用抗菌薬, 内服抗菌薬, 外用レチノイドと組み合わせた BPO は, 抗菌薬耐性の発生を防ぐための最も効果的なエビデンスに基づく治療オプションである[15].

抗菌外用剤の併用療法エビデンス

併用療法はそれぞれの面皰改善作用, 抗炎症作用, 抗菌作用などの相加作用により, より早くより高い効果が期待でき, 抗菌薬の使用制限につながっていく.

1. クリンダマイシン 1%/BPO3%の合剤

中等症～重症の痤瘡患者に, 投与期間は12週間で, CLDM1%/BPO3%が CLDM1%ゲル, BPO3%ゲル, プラセボに比べ, 炎症性皮疹数, 総皮疹数の減少において有意な差があった[16]. 本邦でもその有効性が示された[17].

2. アダパレン 0.1%ゲルと外用抗菌薬の併用

軽症から中等症の炎症性皮疹を主体とする痤瘡患者において, アダパレン 0.1%ゲルとクリンダマイシン 1%ローションの併用群, クリンダマイシン 1%ローション単剤群の 2 群間で比較した RCT[18]によると, 外用開始後 4 週目には両群の効果に差が認められ, 12 週目の面皰および炎症性皮疹数の減少率は併用群で単剤外用群より有意に高かった. さらに, 本邦においても炎症性皮疹を有する尋常性痤瘡患者に対してアダパレン 0.1%ゲルとナジフロキサシン 1%クリームないしローションとの併用療法の有効性が認められている[19].

薬剤耐性(AMR)対策アクションプラン

1980 年代以降, 人に対する抗微生物薬の不適切な使用等を背景として, 病院内を中心に新たな薬剤耐性菌が増加した. また先進国における主な死因が感染症から非感染性疾患へと変化する中で, 新たな抗微生物薬の開発は減少した. 世界的には, 多剤耐性・超多剤耐性結核・抗酸菌, 耐性マラリア等が拡大している. 耐性微生物は増加しており, 抗菌薬の使用を制限するよう医学界は求められている. そのような背景から, 2015 年に世界保健機関(WHO)総会で, 薬剤耐性に関する国際行動計画が採択された. 本邦では同年,「薬剤耐性(AMR)タスクフォース」が厚生労働省に設置された. 2016 年に発表された AMR 対策アクションプラン[20]において, 主要な微生物の薬剤耐性率の目標値を掲げ(表 2), 2013 年を基準に 2020 年までに静注抗菌薬 20%削減, 内服抗菌薬は 50%削減, 抗菌薬全体の使用料を 33%削減する成果目標が示された(表 3). 本邦の抗菌薬使用量全体は多くは

ないが，スペクトラムの幅広いセファロスポリン，フルオロキノロン，マクロライドの使用割合が極めて高いので，それらの薬剤が対象となった．Covid19感染症の流行で頓挫していたが，2013〜2021年，実際の抗菌薬使用量がわかる保険診療情報に基づく抗菌薬使用量サーベイランスで，2020年データは，AMR対策アクションプランの目標値（2013年の水準の2/3に減少させる）までの削減とはならなかったものの，20%以上大きく減少した．さらに抗菌薬販売量データでも2021年は2020年に引き続き減少し，アクションプランの成果指標にかなり近づいた．痤瘡治療に関わらず，国内外で抗菌薬適正使用への関心が高まっており，長期処方されやすい痤瘡の抗菌薬を適正使用するべきである．

おわりに

抗菌薬内服＋抗菌薬外用の併用やそれぞれ単剤を長期処方する痤瘡治療の時代は終わった．グローバルな薬剤耐性対策の観点から，抗菌薬の使用量削減のため，使用する我々の責任と意識改革が求められている．

文　献

1) Thiboutot D, Gollnick H, Bettoli V, et al：New insights into the management of acne：an update from the Global Alliance to Improve Outcomes in Acne group. *J Am Acad Dermatol*, **60**(5 Suppl)：S1-50, 2009.

2) Thiboutot DM, Dréno B, Abanmi A, et al：Practical management of acne for clinicians：An international consensus from the Global Alliance to Improve Outcomes in Acne. *J Am Acad Dermatol*, **78**(2 Suppl 1)：S1-23, 2018.

3) 林　伸和，赤松浩彦，岩月啓氏ほか：日本皮膚科学会ガイドライン　改訂版尋常性痤瘡治療ガイドライン2017. 日皮会誌，**127**(6)：1261-1302, 2017.

4) 赤座誠文ほか：皮膚科臨床アセット　変貌する痤瘡マネージメント．(古江増隆，林　伸和編)，中

山書店，東京，pp. 274, 2012.

5) Dumont-Wallon G, Moyse D, Blouin E, et al：Bacterial resistance in French acne patients. *Int J Dermatol*, **49**(3)：283-288, 2010.

6) Nakase K, Nakaminami H, Takenaka Y, et al：Propionibacterium acnes is developing gradual increase in resistance to oral tetracyclines. *J Med Microbiol*, **66**(1)：8-12, 2017.

7) Nakase K, Okamoto Y, Aoki S, et al：Long-term administration of oral macrolides for acne treatment increases macrolide-resistant Propionibacterium acnes. *J Dermatol*, **45**(3)：340-343, 2018.

8) Nakase K, Aoki S, Sei S, et al：Characterization of acne patients carrying clindamycin-resistant Cutibacterium acnes：A Japanese multicenter study. *J Dermatol*, **47**(8)：863-869, 2020.

9) Mills O Jr, Thornsberry C, Cardin CW, et al：Bacterial resistance and therapeutic outcome following three months of topical acne therapy with 2% erythromycin gel versus its vehicle. *Acta Derm Venereol*, **82**(4)：260-265, 2002.

10) Barbieri JS, Hoffstad O, Margolis DJ：Duration of oral tetracycline-class antibiotic therapy and use of topical retinoids for the treatment of acne among general practitioners(GP)：A retrospective cohort study. *J Am Acad Dermatol*, **75**(6)：1142-1150. e1, 2016.

11) Margolis DJ, Bowe WP, Hoffstad O, et al：Antibiotic treatment of acne may be associated with upper respiratory tract infections. *Arch Dermatol*, **141**(9)：1132-1136, 2005.

12) Ross JI, Snelling AM, Carnegie E, et al：Antibiotic-resistant acne：lessons from Europe. *Br J Dermatol*, **148**(3)：467-478, 2003.

13) Dreno B, Thiboutot D, Gollnick H, et al：Antibiotic stewardship in dermatology：limiting antibiotic use in acne. *Eur J Dermatol*, **24**(3)：330-334, 2014.

14) Gollnick HP, Bettoli V, Lambert J, et al：A consensus-based practical and daily guide for the treatment of acne patients. *J Eur Acad Dermatol Venereol*, **30**(9)：1480-1490, 2016.

15) Tzellos T, Zampeli V, Makrantonaki E, et al：Treating acne with antibiotic-resistant bacterial colonization. *Expert Opin Pharmacother*, **12**(8)：1233-1247, 2011.

16) Eichenfield LF, Alió Sáenz AB：Safety and effi-

cacy of clindamycin phosphate 1.2%-benzoyl
peroxide 3% fixed-dose combination gel for the
treatment of acne vulgaris : a phase 3, multi-
center, randomized, double-blind, active-and
vehicle-controlled study. *J Drugs Dermatol*, **10**
(12) : 1382-1396, 2011.

17) Kawashima M, Hashimoto H, Alió Sáenz AB, et
al : Clindamycin phosphate 1.2%-benzoyl per-
oxide 3.0% fixed-dose combination gel has an
effective and acceptable safety and tolerability
profile for the treatment of acne vulgaris in Jap-
anese patients : a phase Ⅲ, multicentre, ran-
domised, single-blinded, active-controlled, paral-
lel-group study. *Br J Dermatol*, **172**(2) : 494-503,
2015.

18) Wolf JE Jr, Kaplan D, Kraus SJ, et al : Efficacy
and tolerability of combined topical treatment of
acne vulgaris with adapalene and clindamycin :
a multicenter, randomized, investigator-blinded
study. *J Am Acad Dermatol*, **49**(3 Suppl) : 211-
217, 2003.

19) Takigawa M, Tokura Y, Shimada S, et al : Clini-
cal and bacteriological evaluation of adapalene
0.1% gel plus nadifloxacin 1% cream versus
adapalene 0.1% gel in patients with acne vul-
garis. *J Dermatol*, **40**(8) : 620-625, 2013.

20) 薬剤耐性(AMR)対策について. 厚生労働省ホー
ムページ https://www.mhlw.go.jp/stf/seisakuni
tsuite/bunya/0000120172.html

FAX による注文・住所変更届け

改定：2015 年 1 月

毎度ご購読いただきましてありがとうございます．

読者の皆様方に小社の本をより確実にお届けさせていただくために，FAX でのご注文・住所変更届けを受けつけております．この機会に是非ご利用ください．

◇ご利用方法

FAX 専用注文書・住所変更届けは，そのまま切り離して FAX 用紙としてご利用ください．また，注文の場合手続き終了後，ご購入商品と郵便振替用紙を同封してお送りいたします．**代金が 5,000 円をこえる場合，代金引換便とさせて頂きます．**その他，申し込み・変更届けの方法は電話，郵便はがきも同様です．

◇代金引換について

本の代金が 5,000 円をこえる場合，代金引換とさせて頂きます．配達員が商品をお届けした際に，現金またはクレジットカード・デビットカードにて代金を配達員にお支払い下さい(本の代金＋消費税＋送料)．（※年間定期購読と同時に 5,000 円をこえるご注文を頂いた場合は代金引換とはなりません．郵便振替用紙を同封して発送いたします．代金後払いという形になります．送料は定期購読を含むご注文の場合は頂きません）

◇年間定期購読のお申し込みについて

年間定期購読は，1 年分を前金で頂いておりますため，代金引換とはなりません．郵便振替用紙を本と同封または別送いたします．送料無料，また何月号からでもお申込み頂けます．

毎年末，次年度定期購読のご案内をお送りいたしますので，定期購読更新のお手間が非常に少なく済みます．

◇住所変更届けについて

年間購読をお申し込みされております方は，その期間中お届け先が変更します際，必ずご連絡下さいますようよろしくお願い致します．

◇取消，変更について

取消，変更につきましては，お早めに FAX，お電話でお知らせ下さい．

返品は，原則として受けつけておりませんが，返品の場合の郵送料はお客様負担とさせていただきます．その際は必ず小社へご連絡ください．

◇ご送本について

ご送本につきましては，ご注文がありましてから約 1 週間前後とみていただきたいと思います．お急ぎの方は，ご注文の際にその旨をご記入ください．至急送らせていただきます．2～3 日でお手元に届くように手配いたします．

◇個人情報の利用目的

お客様から収集させていただいた個人情報，ご注文情報は本サービスを提供する目的(本の発送，ご注文内容の確認，問い合わせに対しての回答等)以外には利用することはございません．

その他，ご不明な点は小社までご連絡ください．

株式会社 全日本病院出版会

〒113-0033 東京都文京区本郷 3-16-4-7 F
電話 03(5689)5989　FAX03(5689)8030　郵便振替口座 00160-9-58753

FAX 専用注文用紙 5,000 円以上代金引換

(皮 '22.7)

Derma 年間定期購読申し込み（送料弊社負担）
□ 2022 年 1 月～12 月（定価 42,130 円）　　□ 2021 年___月～12 月

□ Derma バックナンバー申し込み（号数と冊数をご記入ください）

No.	/	冊	No.	/	冊	No.	/	冊

Monthly Book Derma. 創刊 20 周年記念書籍 □ そこが知りたい 達人が伝授する日常皮膚診療の極意と裏ワザ（定価 13,200 円）	冊
Monthly Book Derma. 創刊 15 周年記念書籍 □ 匠に学ぶ皮膚科外用療法─古きを生かす，最新を使う─（定価 7,150 円）	冊
Monthly Book Derma. No. 314（'21.10 月増大号） □ 手元に 1 冊！皮膚科混合・併用薬使用ガイド（定価 5,500 円）	冊
Monthly Book Derma. No. 307（'21.4 月増刊号） □ 日常診療にこの 1 冊！皮膚アレルギー診療のすべて（定価 6,380 円）	冊
Monthly Book Derma. No. 300（'20.9 月増大号） □ 皮膚科医必携！外用療法・外用指導のポイント（定価 5,500 円）	冊
Monthly Book Derma. No. 294（'20.4 月増刊号） □ "顔の赤み" 鑑別・治療アトラス（定価 6,380 円）	冊
Monthly Book Derma. No. 288（'19.10 月増大号） □ 実践！皮膚外科小手術・皮弁術アトラス（定価 5,280 円）	冊

PEPARS 年間定期購読申し込み（送料弊社負担）
□ 2022 年 1 月～12 月（定価 42,020 円）　　□ 2021 年___月～12 月

□ PEPARS バックナンバー申し込み（号数と冊数をご記入ください）

No.	/	冊	No.	/	冊	No.	/	冊

□ カスタマイズ治療で読み解く美容皮膚診療（定価 10,450 円）	冊
足の総合病院・下北沢病院がおくる！ポケット判 主訴から引く足のプライマリケアマニュアル（定価 6,380 円）	冊
□ 目もとの上手なエイジング（定価 2,750 円）	冊
□ カラーアトラス 爪の診療実践ガイド 改訂第 2 版（定価 7,920 円）	冊
□ イチからはじめる美容医療機器の理論と実践 改訂第 2 版（定価 7,150 円）	冊
□ 臨床実習で役立つ 形成外科診療・救急外科処置ビギナーズマニュアル（定価 7,150 円）	冊
□ 足爪治療マスター BOOK（定価 6,600 円）	冊
□ 図解 こどものあざとできもの─診断力を身につける─	冊
□ 美容外科手術─合併症と対策─（定価 22,000 円）	冊
□ 足育学 外来でみるフットケア・フットヘルスウェア（定価 7,700 円）	冊
□ 実践アトラス 美容外科注入治療 改訂第 2 版（定価 9,900 円）	冊
□ Non-Surgical 美容医療超実践講座（定価 15,400 円）	冊
□ スキルアップ！ニキビ治療実践マニュアル（定価 5,720 円）	冊

その他（雑誌名/号数，書名と冊数をご記入ください）
□

お名前	フリガナ		診療科
		要捺印	

ご送付先	〒　　　─

TEL：	（　　　　）	FAX：	（　　　　）

FAX 03-5689-8030 全日本病院出版会行

年　　月　　日

住 所 変 更 届 け

お 名 前	フリガナ	
お客様番号		毎回お送りしています封筒のお名前の右上に印字されております8ケタの番号をご記入下さい。
新お届け先	〒　　　　都道府県	
新電話番号	（　　　）	
変更日付	年　　月　　日より	月号より
旧お届け先	〒	

※ 年間購読を注文されております雑誌・書籍名に✓を付けて下さい。
☐ Monthly Book Orthopaedics （月刊誌）
☐ Monthly Book Derma. （月刊誌）
☐ 整形外科最小侵襲手術ジャーナル （季刊誌）
☐ Monthly Book Medical Rehabilitation （月刊誌）
☐ Monthly Book ENTONI （月刊誌）
☐ PEPARS （月刊誌）
☐ Monthly Book OCULISTA （月刊誌）

FAX 03-5689-8030

全日本病院出版会行

バックナンバー 一覧
2022 年 7 月現在

Monthly Book
Derma.
デルマ

─── 2022 年度　年間購読料　42,130 円 ───
通常号：定価 2,750 円（本体 2,500 円＋税）× 11 冊
増大号：定価 5,500 円（本体 5,000 円＋税）× 1 冊
増刊号：定価 6,380 円（本体 5,800 円＋税）× 1 冊

※各号定価：本体 2,500 円＋税（増刊・増大号は除く）
※その他のバックナンバーにつきましては，弊社ホームページ
　（https://www.zenniti.com）をご覧ください.

編集主幹：照井　正　日本大学教授　　　　|　**No. 325　編集企画**：
　　　　　　大山　学　杏林大学教授　　　　　|　山﨑　修　島根大学教授

Monthly Book Derma．　No. 325

2022年8月15日発行(毎月15日発行)
　　定価は表紙に表示してあります．
　　　　Printed in Japan

発行者　　末　定　広　光
発行所　　株式会社　**全日本病院出版会**
〒113-0033 東京都文京区本郷3丁目16番4号7階
　　　電話 (03)5689-5989　Fax (03)5689-8030
　　　郵便振替口座 00160-9-58753
印刷・製本　三報社印刷株式会社　　　電話 (03)3637-0005
広告取扱店　㈱メディカルブレーン　　電話 (03)3814-5980

Ⓒ ZEN・NIHONBYOIN・SHUPPANKAI, 2022